Lothar Albert

Lese- und Rechtschreibschwierigkeiten

Jean Paul Sartre und Gustave Flaubert – zwei berühmte
Schriftsteller beim Schulbeginn in Lese-/Rechtschreibnot

AF131901

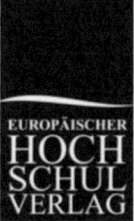

.

Lothar Albert

Lese- und Rechtschreibschwierigkeiten

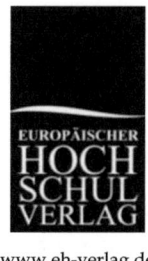

www.eh-verlag.de

Albert, Lothar
Lese- und Rechtschreibschwierigkeiten
*Jean Paul Sartre und Gustave Flaubert – zwei berühmte Schriftsteller beim
Schulbeginn in Lese-/Rechtschreibnot*

1. Auflage 2010
ISBN: 978-3-941482-67-8
© Europäischer Hochschulverlag GmbH & Co. KG, Bremen, 2010.
www.eh-verlag.de

Bibliografische Informationen der Deutschen Nationalbibliothek:
Die Deutsche Nationalbibliothek verzeichnet diese Publikation in der
Deutschen Nationalbibliografie; detaillierte bibliografische Daten sind
im Internet über http://dnb.d-nb.de abrufbar.

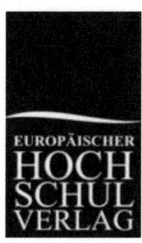

Inhaltsverzeichnis

Abkürzungsverzeichnis

(Die Internet-Abkürzungen wurden nicht mit aufgenommen)

Aufl.	Auflage
Bd.	Band
d. h.	das heißt
d.	der/die
d. d.	durch den
dies.	Dieselben
Diss.	Dissertation
Dt.	Deutsch
m. E.	meines Erachtens
Edts.	Editors
ggf.	Gegebenenfalls
Ges.	Gesellschaft
Hrsg.	Herausgeber
Inc.	Incorporation
i.d.R.	in der Regel
Jan	January
Jg.	Jahrgang
Nr.	Nummer
o. J.	Ohne Jahresangabe
O.V.	Ohne Verfasser
S.	Seite
u.	und
überarb.	überarbeitet(e)
USA	Vereinigte Staaten von Amerika
v.	von
V.	Verfasser
verb.	verbessert(e)
Vgl.	Vergleiche
Vol	Volume
vollst.	Vollständig
Wiss.	Wissenschaft
z. B.	Zum Beispiel
z. T.	Zum Teil
zit. n.	zitiert nach

1. Einleitung

Die Legasthenieforschung hat eine lange Tradition. Die Ergebnisse der empirischen Forschung sind jedoch trotz 40jährigem intensivem Bemühen uneinheitlich und widersprüchlich. Auch die Vielfalt von Förderprogrammen hat zu keinem durchschlagender Erfolg geführt.[1] Nach wie vor verlassen zahlreiche Schüler die Hauptschulen, die sich später zu "sekundären Analphabeten" entwickeln.[2] Es handelt sich um Personen, die sich entweder als totale Nichtleser erweisen oder als Halbanalphabeten, die nur mühsam lesen und gar nicht schreiben können oder über das Niveau der 3. Klasse nicht hinaus gekommen sind und Angst haben, sich schriftlich auszudrücken oder die das Lesen wieder verlernt haben.[3]

Angesichts dieser Tatsachen stellt sich die Frage, warum es bislang nicht gelungen ist, die Lese- und Rechtschreibschwierigkeiten bei Kindern zu beseitigen. Zwei Möglichkeiten liegen nahe: Entweder ist der Zusammenhang der LRS so komplex und individuell so verschieden, dass keine gültigen Verallgemeinerungen getroffen werden können - dann sollte man die Forschung über die Ursachen der LRS einstellen, da sie sinnlos sind und nur den Nährboden für Spekulationen und Plausibilitätserklärungen abgeben. Oder es muss vermutet werden, dass bei der Betrachtung der Symptome der Kern der LRS-Problematik bis heute nur unzulänglich erfasst wurde. In dieser Arbeit wird von dem letzteren Fall ausgegangen.

Beim Auftreten von LRS handelt es sich um einen komplexen Prozess, in welchem die subjektive Erlebnisseite des Kindes eine große Rolle spielt. Dem werden die meist objektivistisch ausgerichteten Teilleistungs-Untersuchungen nicht gerecht. Nahezu alle Einzelfallstudien kommen z. B. zu dem Ergebnis, dass Fortschritte von LRS-Kindern erst dann zu beobachten sind, wenn sie ihr Selbstbewusstsein wiedererlangen. Der Verfasser strebt daher eine ganzheitliche Betrachtung an, bei der unter ande-

---

[1]   Vgl. Renate Valtin: Vom Funktionsmodell zum Entwicklungsmodell des Lesens und Rechtschreibens: Fortschritt oder Rückschritt? In: Wilhelm Niemeyer (Hrsg.): Kommunikation und Lese- Rechtschreibschwäche: Sprachaneignung, Lesen, Schreiben, Rechtschreiben; Beiträge der internationalen Bremer Arbeitstagung des Wissenschaftlichen Instituts für Schulpraxis, Bremen; Bremen, 17.-20. September 1991; Bochum: Winkler, 1995, S. 179-188, hier S. 179.

[2]   Vgl. Günter Just: Lese- und Rechtschreibschwierigkeiten (LRS) in der Hauptschule, in: Niemeyer (Hrsg.), Kommunikation, S. 302-316, hier S. 310.

[3]   Vgl. O. V.: Das Buch bleibt auch bei Multimedia Bestseller, in: Süddeutsche Zeitung Nr. 240 vom 17.10.1996, S. 24.

rem der Gegensatz von kindlich-intuitiver Wahrnehmung und logischem Erwachsenen-Denken untersucht wird.

Zu Beginn des Jahrhunderts gingen Forscher davon aus, dass es sich bei dem Merkmal der "Legasthenie" von Kindern um eine Störung bzw. um eine Minderwertigkeit der geistigen Gesundheit handelte.[4] Von Anfang an wurde jedoch gleichzeitig festgestellt, dass es sich um Kinder mit durchschnittlicher Intelligenz und normal entwickelten Sinnesempfindungen handelte, die sonst gute oder zumindest durchschnittliche Schulleistungen erbrachten.[5] Dieser Widerspruch, der auch als "Intelligenz-Diskrepanz-Kriterium" bezeichnet wurde,[6] blieb weitgehend unerforscht.

In den meisten Bundesländern erhielten in den 70er Jahren nur solche Kinder mit Leserechtschreibschwierigkeiten (Legasthenie) eine Förderung, die in standardardisierten Tests unterdurchschnittliche Lese- und Rechtschreibfähigkeiten *und* eine mindestens durchschnittliche Intelligenz aufwiesen.[7] Diese schulpolitische Ungleichbehandlung wurde bereits zu Beginn der 70er Jahre kritisiert[8]. Die Kritik löste einen Wissenschaftsstreit über den Intelligenzbegriff aus, zumal Faktoren, die als Ursache der LRS galten, wie z. B. die visuelle Differenzierungsfähigkeit, im Intelligenztest mitgemessen wurden.[9] Da auch kein empirischer Nachweis dafür geliefert werden konnte, dass die "echten" Legastheniker besser auf Förderungskonzepte ansprachen als die Kinder mit unterdurchschnittlicher Intelligenz[10], kam die Kultusministerkonferenz 1978 zu dem Ergebnis, dass *alle* Kinder mit LRS-Symptomen bis zur 6. Klasse einen Anspruch auf Förderung erhalten sollten.[11] Die KMK wählte eine Formulierung, die eine

---

4   Vgl. Sigrun Richter: Die Rechtschreibentwicklung im Anfangsunterricht und Möglichkeiten der Vorhersage ihrer Störungen, Hamburg: Kovac, 1992, S. 9.
5   Vgl. M. Linder: Über Legasthenie (spezielle Leseschwäche), in: Zeitschrift für Kinderpsychiatrie 18/1951, S. 87-143, hier S. 100.
6   Vgl. Richter, Rechtschreibentwicklung , S. 10.
7   Vgl. Richter, Rechtschreibentwicklung , S. 10.
8   Vgl. Renate Valtin: Legasthenie - Theorien und Untersuchungen, Weinheim; Berlin; Basel: Beltz, 1970 (Reihe Literatur- und Forschungsberichte zur Pädagogik, Bd. 2), S. 66 ff.; vgl. K. H. Berg: Neues zur Legastheniepädagogik, in: Die Sprachheilarbeit 18/4/1973, S. 103 ff.
9   Vgl. Richter, Rechtschreibung, S. 10.
10   Vgl. Renate Valtin: Zusammenfassung empirischer Befunde zu Behandlungsmöglichkeiten bei LRS, in: Naegele/Valtin, LRS in den Klassen 1-10, S. 24.
11   Vgl. Kultusministerkonferenz (KMK) vom 20.4.1978 (Beschluß): Grundsätze zur Förderung von Schülern mit besonderen Schwierigkeiten beim Erlernen des Lesens und des Rechtschreibens, in: I. Naegele und Renate Valtin (Hrsg.): LRS in den Klassen 1-10. Handbuch der Lese- und Rechtschreibschwierigkeiten, 3. Aufl. Weinheim und Basel: Beltz, 1993, S. 9-11, hier S. 11.

maximale Offenheit signalisierte, indem sie LRS als Lese-Rechtschreib-*Schwierigkeit* bezeichnete. Die neuen Regelungen der KMK wurden im Wortlaut oder ähnlich von allen Bundesländern übernommen.[12] Es handelte sich im Grunde um das Eingeständnis, dass man in der Erkenntnis um die Ursachen und Zusammenhänge der LRS keinen Schritt weitergekommen war.

Das Hauptaugenmerk der Legasthenieforschung richtete sich von Anfang an auf die symptomatische *Schwierigkeit* der Kinder, die sich im ersten Schuljahr trotz normaler Sinnesorgane das verbale Lesen nicht anzueignen vermochten. Diese defektologische Betrachtungsweise führte zu einer Vielzahl von Annahmen über unmittelbare Ursachen der Legasthenie. Weite Verbreitung fand die Auflistung der Symptome, welche die Amerikanerin Robinson, gestützt auf das Urteil zahlreicher Experten, bereits 1946 veröffentlichte. Sie vermutete, dass visuelle Wahrnehmungsschwächen, neurologische Besonderheiten, akustische Wahrnehmungsmängel, Sprachstörungen und eine phonemische Differenzierungsschwäche, endokrine Auffälligkeiten sowie emotionelle und soziale Fehlanpassungen Faktoren für die Ausbildung der Legastenie bei Kindern sein könnten.[13]

Die Mehrzahl von Untersuchungen in Deutschland bis Mitte der 70er Jahre kam zu ähnlichen Ergebnissen.[14] Renate Valtin unterzog 1973 die Deutungen und Ursachenerklärungen der Legasthenie, die eine Schwächung der visuellen und auditiven Wahrnehmung sowie motorische Mängel, Raumlagelabilität und Gedächtnisprobleme zugrunde legten, einer fundierten empirischen Kritik und stellte statt dessen sog. Milieufaktoren, d. h. die externe Verursachung der Legasthenie in den Mittelpunkt der Betrachtung.[15]

Die Forschungslage blieb jedoch uneinheitlich. An die Stelle monokausaler Erklärungsversuche traten nach und nach sog. multikausale Verursachungsmodelle, die aber an der grundlegenden kausalen Betrachtungsweise eines Schwächesyndroms festhielten. Auch die Erkenntnisse der Gehirnforschung über die prinzipiell unterschiedliche Wahrnehmung der rechten und linken Gehirnhälfte führten zu keinem Paradigmenwende. Nun wurde die Ursache der Legasthenie als eine Funktionsschwäche der

---

[12] Vgl. Herbert Scholz: Lese-Rechtschreib-Schwäche als schulrechtliches Problem, in: Niemeyer (Hrsg.); Kommunikation, S. 357-361, hier S. 360.

[13] Vgl. Helen Mansfield Robinson: Why pupils fail in reading. A study of causes and remedial treatment, Chicago, Ill, 1946.

[14] Vgl. Valtin, Legasthenie, S. 120.

[15] Vgl. Valtin, Theorien, S. 27 ff. Und 182 ff.

linken Gehirnhälfte erklärt.[16] Dadurch erhielten die Auffassungen derjenigen, die Legasthenie für eine Krankheit oder angeboren hielten, eine Bekräftigung. Zu Recht hat Brügelmann jedoch gegen diese Annahme eingewandt, dass zunächst überprüft werden müsste, "ob Aktivitäten des Gehirns Auslöser, Folge - oder einfach die andere Seite von psychischen Prozessen sind."[17]

Auch diese Forschungsrichtung blieb bis heute an der Oberfläche. So wurde die Beobachtung wenig beachtet, dass einige LRS-Kinder besondere kreative Fähigkeiten zeigen. Seit die Gehirnforschung intuitive und kreative Verarbeitungsprozesse als Aktivitäten der rechten Gehirnhemisphäre lokalisiert hat[18], ergeben sich jedoch interessante Fragestellungen für die LRS-Forschung: Denken LRS-Kinder überwiegend in Bildern? Sind sie oft stumm? Neigen sie zu bildhafter oder anderer kreativer Darstellung mehr als zu begrifflichem Denken? Sprechen sie mehr auf Gefühlszustände an? Sind sie in der Lage, das Ganze zu erfassen - z. B. ein ganzes Wort? Wenn sich diese Beobachtungen bestätigen, werden sich neue Aspekte ergeben. Unser Denken und die Ursachenforschung neigen dazu, sich auf lineare Zusammenhänge auszurichten und sich an solchen Störungsformen zu orientieren, die als *Folge* einer bestimmten Ursache klassifiziert werden können. Oft handelt es sich hierbei jedoch, wie Betz/Breuninger bemerkt haben, um eine "Sekundärsymptomatik"[19], d. h. es wird weniger erkannt, dass es sich um kreative Kinder handelt, die ihr Defizit im Lesen und Schreiben durch andere Wahrnehmungsfähigkeiten kompensieren können. Das Augenmerk richtet sich allein auf deren "Defizit", logische Operationen der Erwachsenenwelt nachzuvollziehen - die andere Seite, dass die Kinder selbständige und phantasievolle Lösungen für Aufgabenstellungen suchen, findet weniger Beachtung.

Die Gehirnforschung bot die Chance zu einem ganzheitlichen Theorieansatz, die von Barabara Kochan in ihrem Konzept "Lernen durch Gebrauch"

---

[16] Vgl. Schenck-Danzinger, Legasthenie, S. 131.

[17] H. Brügelmann: Die Architektur des Gehirns und Methoden zu ihrer Vermessung, in:H. Brügelmann & H. Balhorn (Hrsg.): Das Gehirn, sein Alfabet und andere Geschichten. Jahrbuch 4 der Deutschen Gesellschaft für Lesen und Schreiben, Konstanz: Faube, 1990, S. 18-47, hier S. 33.

[18] Vgl. . Gabriele L. Rico: Garantiert Schreiben lernen. Reinbek: Rowohlt, 1994, S. 70, Abb. 14.

[19] Vgl. Betz, Dieter und Helga Breuninger: Teufelskreis Lernstörungen: theoretische Grundlegung und Standardprogramm, 2. überarb. Aufl. München; Weinheim: Psychologie-Verlags-Union, 1987, S. 4.

z. T. aufgenommen wurde.[20] Die Erkenntnisse über das Zusammenspiel von logischer linker Seite und intuitiver rechter Seite des Gehirns bieten Möglichkeiten, eine Balance zwischen zwei völlig verschiedenen Wahrnehmungen herzustellen, statt einseitig logische Anforderungen als "normal" zu klassifizieren.[21] Während die rechte Seite des Gehirns bildhaft arbeitet und das spielerische Element, d. h. Assoziationen und Ganzheitlichkeit der Wahrnehmung hervorbringt, befähigt die linke Seite zu einer Verkettung des Wahrgenommenen in logischen Sequenzen.[22] Schulkinder, die ihrem Spieltrieb mehr folgen, eigene Lesestrategien ausbilden und geringe Neigungen zu formalen Abstraktionen haben, bewegen sich geistig mehr in der Sphäre der rechten Gehirnhälfte.

Aus diesen Erkenntnissen lässt sich die folgende Hypothese ableiten: Die gesellschaftliche Wertschätzung der rein logischen Wahrnehmungen, d. h. der linken Gehirnhälfte führt dazu, dass ein Kind, welches aus unterschiedlichen Gründen seine kreative Spiel- und Phantasiewelt sowie seine Assoziationsfähigkeit bevorzugt, d. h. seine Wahrnehmungen überwiegend in der bild- und phantasiereichen rechten Gehirnhälfte vollzieht, schon früh als "geistesabwesend", "schwach", "gestört" oder gar als "idiotisch" stigmatisiert wird. Da dies durch Worte bzw. durch die Sprache geschieht, wird dem Kind Sprache als ein Missklang vermittelt, der schon früh zu einem generell gestörten Verhältnis der sprachlichen Kommunikation führen kann. Jean Paul Sartre beschreibt in seiner Biografie eine gestörte sprachliche Familienkommunikation: "inmitten des väterlichen Schweigens und der mütterlichen Schreiszenen wurde er zum Stotterer und brachte sein Leben zu, mit den Worten zu ringen."[23]

Sprache wird in gestörten Familiensituationen mit Angst in Verbindung gebracht und als etwas Fremdes, Bedrohliches bzw. als eine symbolisierte Ausdrucksform empfunden, in der sich die Emotionen, Ideale, Bedürfnisse und Selbstdarstellungen von Erwachsenen dem Kind gebieterisch entgegenstellen. Das Kind erfasst aufgrund seiner ganzheitlichen Erlebniswelt diesen Gegensatz in der Sprache vielleicht besser als die Erwachsenen, denen der Umgang mit der Sprache zur Verbalisierung ihrer Gefühle bzw. zur Rationalisierung ihrer unerfüllten Wünsche bereits zur Routine geworden ist.

---

[20] Vgl. Wolfgang Schneider/Hans Brügelmann/Barbara Kochan: Lesen- und Schreibenlernen in neuer Sicht, in: Brügelmann/Balhorn, Das Gehirn, S. 220-235, hier S. 231.
[21] Vgl. Rioco, Schreiben Lernen, S. 64 ff.
[22] Vgl. Rico, Schreiben, S. 70.
[23] Jean Paul Sartre: Die Wörter, Reinbek bei Hamburg: Rowohlt, 1968, S. 10.

Eine besondere Meisterschaft der schriftstellerischen Durchleuchtung des Gebrauchs der Sprache durch Menschen, die sich in ihren Sprachspielen wie in einem Netz konventioneller Gefühlsausdrücke und verdinglichter Rollen bewegen, hat Gustave *Flaubert* entwickelt. Da der weltberühmte Schriftsteller in seiner frühen Jugend als "Idiot" der Familie galt und zumindest im ersten Jahr seines Lese- und Schreibunterrichts deutliche LRS-Symptome zeigte, werde ich das Beispiel seiner Person für die Analyse der Prozesse, die in den frühen Kindheitsjahren die sprachbezogene Personalisierung bestimmen können, im 5. Kapitel ausführlich behandeln.[24]

Wenn Kinder einen gestörten oder gehemmten Zugang zur Sprache entwickelt haben, kann es ab dem 1. Schuljahr zu Misserfolgserlebnissen und weiteren Ängsten kommen, welche die Entwicklung des Lese- und Rechtschreibens belasten. Der tiefere Grund für das Entstehen von LRS bei solchen Kindern ist nicht in einer wie auch immer gearteten negativen Konditionierung, einer Schwäche, sondern in dem *Bedürfnis* zu suchen, sich in die eigene Phantasie-, Spiel- und Wahrnehmungswelt zurückzuziehen, um sich so vor den sprachgewaltigen Anforderungen Erwachsener zu schützen. Dieser Schutzwall bricht spätestens mit dem ersten Schuljahr zusammen, in welchem sie zu "Lese- und/oder Rechtschreibschwachen" werden, weil man sie mit der Norm der Jahrgangsklasse vergleicht, die sie nicht erfüllen wollen oder können.[25] Auch verhätschelte "Wunderkinder" kann dieses Schicksal in der ersten Grundschulklasse ereilen.[26]

Betz und Breuninger erkannten Ende der 8oer Jahre, dass die isolierte Arbeit an dem Symptom LRS einen pädagogischen Teufelskreis schuf, der geeignet war, die Minderwertigkeitsgefühle der Kinder mit LRS-Syndrom zu verstärken. Die Autoren vermuteten, dass eine Ursache für die geringe Wirksamkeit von Förderprogrammen darin lag, dass die Selektion und die besondere Behandlung dieser Kinder einen das Lernen hemmenden Faktor schuf, weil die Bedürfnisse nach Anerkennung und Integration gestört wurden. Zu der schwachen Leistung beim Lesen und/oder Rechtschreiben kamen nun gravierende Verhaltensstörungen und Beeinträchtigungen

---

[24] Vgl. Jean Paul Sartre: Der Idiot der Familie, Reinbek bei Hamburg; Rowohlt, 1977, Bd. 1 (Die Konstitution).
[25] Vgl. Gerheid Scheerer-Neumann: LRS und Legasthenie: Rückblick und Bestandsandsaufnahme, in: Naegele/Valtin (Hrsg.); LRS in den Klassen 1-10, S. 17-23, hier S. 22.
[26] Vgl. Sartre, Wörter, S. 45.

des Selbstwertgefühls hinzu.[27] Die Autoren haben m. E. eine Sichtweise geöffnet, die für die weitere Untersuchung von großer Bedeutung ist: Ausschlaggebend, mit welcher Intention und mit welcher Motivation das Kind an das Erlernen von Wörtern herangeht, ist die ganze Persönlichkeit, das *Selbstwertgefühl,* das sich bereits in einer frühen Phase der Kindheit bildet. Betz/Breuninger sprechen von *"strukturellen Lernstörungen",*[28] um die ganzheitliche Lebenserfahrung des Kindes zu betonen, d. h. sie erweitern den Bereich der Einflussvariablen und richten das Augenmerk auf komplexe personale Wirkungszusammenhänge.[29]

Der Erfolg der Arbeit von Betz/Breuninger ist u. a. darin begründet, dass sie sich in die Lage der im Lernen gehemmten Kinder versetzten und aus deren Sicht den Druck registrierten, der auf ihnen als "Versagern" lastet. Die Lebens- und Erlebniswelt des Kindes setzt die Methode des *Verstehens* voraus. Es ist wichtig, zu ergründen, warum und wie das Verhältnis von ansonsten "normalen" Kindern zu *Worten* so nachhaltig gestört wird, dass sie im ersten Schuljahr trotz aller Bemühungen unfähig sind, mit diesen einen *Sinn* zu verbinden, der den Erwartungen der *Erwachsenen* entspricht. Die oft schöpferischen und eigenwilligen Wortschöpfungen und Sinngebungen der Kinder finden nur selten Anerkennung. Eine große Bedeutung der folgenden Untersuchung wird daher die Rechtschreibentwicklung im Anfangsunterricht haben. Dabei wird es weniger darum gehen, Techniken des Leselernens (Rechtschreibtraining) zu analysieren. Im Mittelpunkt wird die *ganzheitliche* Betrachtung des Verhältnisses des - gestörten - Kindes zu Worten stehen. Dieses Verhältnis beginnt nicht erst in der Schule, sondern wird dort erst sichtbar. Die ganzheitliche Betrachtung geht von der Gesamtpersönlichkeit aus. Sie ist prozesshaft ausgerichtet und berücksichtigt *Entwicklungen* der Person.[30]

Heute wird in der LRS-Forschung der Begriff des "Defektes" oder der "Schwäche" vermieden und die Terminologie der KMK verwendet, die von *"Schwierigkeiten"* spricht. Diese weiche Begrifflichkeit bietet den Vorteil der Offenheit für Erklärungsansätze und eine Kombination von Fördermethoden. Sie setzt sich entschieden ab von einseitig medizinisch orientierten Konzepten, welche Legasthenie als Krankheit bewerten. Gleichzeitig wird das Problem jedoch verdeckt, weil die weichere Terminologie einer Abschwächung der LRS-Problematik Vorschub leistet. Der

---

[27] Vgl. Betz/Breuninger: Teufelskreis Lernstörungen: theoretische Grundlegung und Standardprogramm, 2. überarb. Aufl. Müchen; Weinheim: Psychologie-Verlags-Union, 1987 (Materialien für die psychosoziale Praxis), S. 5.

[28] Vgl. Betz/Breuninger, Teufelskreis, S. 4.

[29] Vgl. Just, Lese- und Rechtschreibschwierigkeiten, S. 310.

[30] Vgl. Valtin, Funktionsmodell, S. 183.

Beschluss der KMK impliziert, dass ein sorgfältig durchgeführter differenzierter Erstlese- und Schreibunterricht die Zahl der später zu fördernden Schüler verringert.[31] Aus diesem Grund ist an vielen Schulen mit dem Begriff "Legasthenie" auch das Problembewusstsein verschwunden, dass diese Kinder einer besonderen Förderung bedürfen.[32] "Legasthenie gibt es nicht mehr" ist eine häufig zu hörende Antwort von Lehrern.[33] Wenn es lediglich nur noch "Schwierigkeiten" von Kindern mit dem Lesen und Rechtschreiben gibt, müssen die Lehrer nur noch angehalten werden, diese Kinder mit geeigneten Methoden zu integrieren oder ggf. zum Förderunterricht anzumelden. Handelt es sich dabei um eine "fortschrittliche" Entwicklung oder um eine Kapitulation? Das wird ebenfalls zu untersuchen sein.

Die Arbeit beginnt im zweiten Kapitel mit einer kritischen Untersuchung der Theorieentwicklung der LRS und den daraus abgeleiteten Fördermodellen. Das dritte Kapitel befasst sich mit der kognitiven Wende und Menschenbildern in der Legasthenieforschung Im vierten Kapitel wird der Versuch unternommen, eine ganzheitliche Betrachtung des Widerspruchs von kindlicher Wahrnehmung (Phantasie, Neugier, Intuition) und logischem Erwachsenendenken zu entwickeln. Das fünfte Kapitel beginnt mit den berühmten Untersuchungen von Betz und Breuninger. Im Zentrum dieses Kapitels stehen die Beispiele zweier berühmter Schriftsteller, Gustave Flaubert und Jean Paul Sartre, die beide bei der Einschulung erhebliche Schwierigkeitn beim Lesen bzw. in der Rechtschreibung zeigten. Diese Beispiele zeigen auch sehr deutlich die andere Seite vieler Kinder mit Lese- und Rechtschreibschwierigkeiten: ihre Phantasie und Kreativität. Im sechsten Kapitel werden die Ergebnisse der Analyse zusammengefasst und Perspektiven für die Fördermöglichkeiten von Kindern mit LRS erörtert.

---

[31] Vgl. Just, Lese- und Rechtschreibschwierigkeiten, S. 309.
[32] Vgl. Scheerer-Neumann, LRS und Legasthenie, hier S. 17.
[33] Vgl. M. Büttner: Die Erfolge schulischer und privater Fördermaßnahmen bei leserechtschreibschwachen Schülern, in: L. Dummer/M. Atzesberger (Hrsg.): Legasthenie, Bericht über den Fachkongreß 1980, Bonn 1981, S. 53.

2. Theorien und Diagnosekonzepte der LRS

2.1 Der Funktionsschwäche-Ansatz

Die 50er und 60er Jahre waren durch die Grundannahme geprägt, dass die Leistungsminderung der Legastheniker durch bestimmte Beeinträchtigungen des Funktionsapparates erklärt werden könnten. Es wurde u. a. vermutet, dass Kinder mit LRS-Symptomen

- Schwierigkeiten in der Analyse und Synthese des Lautwortes haben,

- an Gedächtnisschwäche oder Wahrnehmungsschwäche leiden,

- akustische und sprechmotorische Ausfälle aufweisen oder

- eine Raumlagelabilität zeigen sowie zu optischen und akustischen Gestaltgliederungsschwächen neigen.[34]

Als Ursachen für diese Funktionsstörungen wurden genetische Faktoren oder eine verzögerte Reifung vermutet. Dieser sog. "Defizit"-Ansatz sieht die Schwierigkeiten vorwiegend im visuellen, auditiven und motorischen Bereich.

2.1.1 Das Modell der sensomotorischen Teilleistungen

Zahlreiche Autoren in den 60er Jahren interpretierten die Legasthenie zunächst als eine Schwäche der visuellen Erfassung bzw. als ein unzureichendes optisches Gliederungsvermögen. Entsprechend den Annahmen der Gestaltpsychologie ging man davon aus, dass dem legasthenischen Kind die Fähigkeit zur Durchgliederung des Wahrnehmungsfeldes mittels eines gestaltlichen Koordinatensystems fehlte.[35] Es wurde vermutet, dass die Ursache hierfür eine angeborene dispositionelle Schwäche sei. Die These von der "optischen Gestaltgliederungsschwäche" bzw. der "Raumlagelabilität" beruhte jedoch auf unzulänglichen empirischen Untersuchungen.[36] So stellten Skowronek & Marx fest, dass bei zahlreiche Untersuchungen, in welchen visuelle Mängel bei legasthenischen Schülern nachgewiesen werden sollten, Vermischungen der Ergebnisse mit Problemen der Instruktion, des Aufgabenverständnisses, der Vertrautheit mit den Aufgaben und Aufmerksamkeits- sowie Gedächtnisleistungen vorla-

---

[34] Vgl.Valtin, Funktionsmodell, S. 179.

[35] Vgl. Ulrich Bleidick: Schulpsychologische Probleme bei Lese-, Schreib- und Rechenschwäche, in: Pädagogische Rundschau 14/1960, S. 429-443, hier S. 433.

[36] Vgl. Valtin, Theorien, S. 31.

gen.[37] Auch Wendeler musste Mitte der 8oer Jahre anhand seiner Untersuchung von 355 Kindern im Rahmen des Modellversuchs "Eingangsstufe reformierte Grundschule" nach der Einschulung in die Vorklasse (1 Jahr vor der 1. Grundschulklasse) eingestehen, dass trotz äußerst gründlicher Testuntersuchungen der visuellen, auditiven, kognitiven und anderer Faktoren (Alter, Geschlecht) "eine praktisch verwertbare Prognose der Lese-/Recht-schreibschwierigkeiten mit den erprobtem Prädiktoren nicht möglich" war.[38] Verfeinerte Beobachtungen von Valtin konnten sogar zeigen, dass in den Prüfverfahren zur visuellen Wahrnehmung Legastheniker den Kontrollkindern an Wahrnehmungsschnelligkeit überlegen waren.[39]

Nach den ergebnislosen Bemühungen, durch Verbesserungen der visuellen Wahrnehmung LRS abzubauen, trat der Gedanke in den Vordergrund, die Hörfähigkeit zu stärken. Durch auditiv sprechmotorisches Training konnten gelegentlich Verbesserungen erzielt werden. Es handelte sich jedoch um kurzfristige Fortschritte, die keinen Schluss auf eine stabile Entwicklung zuließen.[40] Zahlreiche Untersuchungen in der zweiten Hälfte der 7oer Jahre zeigten zwar, dass die auditive Unterscheidung deutscher Wörter von LRS-Kindern deutlich schwächer ausgebildet war, bei der Unterscheidung englischer Wörter lag die Fehlerquote im Vergleich zu Nicht-LRS-Kindern jedoch gleich hoch.[41] Dies kann als Hinweis darauf gewertet werden, dass LRS-Kinder die Aussagefähigkeit von Wörtern weniger verstehen als Gleichaltrige, obwohl sie die Wörter an sich genauso gut hören, wie ihre Mitschüler.[42] Es kann kein Zweifel daran bestehen, dass das Hören bzw. die auditive Differenzierung beim Spracherwerb von Bedeutung ist. Abzulehnen ist jedoch die Annahme einer kausalen Abhängigkeit der Leseleistung von auditiven Leistungen. Auch für die angebliche Rechts-Links-Unsicherheit bei Legasthenikern gibt es keine klaren Untersuchungsbefunde.[43]

---

[37] Vgl. Skowronek, H. und H. Marx: Die Bielefelder Längsschnittstudie zur Früherkennung von Risiken der Lese-Rechtschreibschwäche: Theoretischer Hintergrund und erste Befunde, SFB 227, Universität Bielefeld, 1988, S. 2.

[38] J. Wendeler: Prognose der Lese-Rechtschreibschwäche, in: Psychologie in Erziehung und Unterricht, 33, 1986, S. 10-16, hier S. 16.

[39] Vgl. Valtin, Theorien, S. 174.

[40] Vgl. H.-J. Kossow: Zur Therapie der Lese-Rechtschreibschwäche, Berlin 1972, S. 179.

[41] Vgl. Renate Valtin: Zur "Machbarkeit" der Ergebnisse der Legasthenieforschung, in: R. Valtin, U. Jung & G. Scheerer-Neumann (Hrsg.): Legasthenie in Wissenschaft und Unterricht, Darmstadt 1981, S. 144.

[42] Vgl. G. Scheerer-Neumannn: Kognitionspsychologische Überlegungen zum Schreiben nach Diktat, in: IRA/D-Beiträge Nr. 5, 2/1982, S. 2-7, hier S. 3.

[43] Vgl. Valtin, Theorien, S. 180.

Bis Mitte der 70er Jahre gab es in Deutschland zahlreiche Untersuchungen über kurzfristige Erfolge mit Trainingsprogrammen, deren Ergebnisse jedoch, wie ausgeführt, uneinheitlich waren. Über Langzeiteffekte gab es keine Erkenntnisse. Valtin wertete daher eine größere Zahl englischsprachiger Studien aus. Das Ergebnis war deutlich:[44] Rückstände, die im ersten Schuljahr erkannt und aufgeholt werden, können zu langfristigen Verbesserungen führen. Dabei spielt die Zeit eine bedeutende Rolle. Wenn auf Kinder, die mit 7 Jahren langsam im Lesenlernen sind, kein Druck ausgeübt wird, zeigen sie oft plötzliche schnelle und anhaltende Fortschritte. Mit 8 ½ und 9 Jahren tritt dieser Effekt nicht mehr ein. Kinder, die mit 9 Jahren noch zurück sind machen nur selten noch Fortschritte (2-3 %). Die Therapieformen und die Förderungsintensität wirkten sich nicht auf das Ergebnis aus. So brachte der Einzelunterricht keine besseren Erfolge als die Kleingruppenförderung, und ganztätige Förderung in speziellen Trainingszentren brachte keine besseren Resultate als der Förderunterricht, der einmal pro Woche in der Grundschule gegeben wurde.[45]

Trotz begründeter Kritik erfreut sich der Defizit-Ansatz nach wie vor großer Beliebtheit.[46] Wie hartnäckig sich die Vorstellung des Erfolgs von Funktions-trainingsmaßnahmen hält, beweist eine Information der Schulbehörde Baden-Württembergs, die im Oktober 1994 an Lehrer weitergegeben wurde. Dort wird Bezug genommen auf eine statistisch unzulängliche Untersuchung von 78 (!) Ulmer Schülern, aus vier ersten Klassen, von denen 24 (!) Kinder, d. h. fast ein Drittel "mit den größten Schwächen" in auditiver Wahrnehmung, akustischer Merkfähigkeit, Sprechmotorik und visuellen Fähigkeiten besonders trainiert wurden, mit dem erstaunlichen Ergebnis, dass "am Ende der 2. Klasse alle im Lesen eine Durchschnittsnote von 2,85, im Rechtschreiben von 2,96 [hatten]."[47] Dieser "Beweis", dessen Langzeitwirkung nicht nachgewiesen ist, soll die folgenden Fördervorschläge der Schulbehörde "wissenschaftlich" stützen: Sie werden hier wegen ihres beispielhaften Charakters für eine veraltete LRS-Therapie ausführlich wiedergegeben[48]

---

[44] Vgl. Renate Valtin: Legasthenie - Theorien und Untersuchungen, Weinheim: Beltz, 1974, S. 91.
[45] Vgl. Valtin, Legasthenie, S. 90.
[46] Vgl. Valtin, Funktionsmodell, S. 181.
[47] Kultusministerium Baden-Württemberg (Hrsg.): Bei Lese- Rechtschreibschwäche neue Wege der Frühförderung, in: Schulintern 10, S. 6-7, hier S. 6.
[48] Ebenda, S. 7.

- "Räumlich-optischer Bereich

Rechts-/Linksübungen; Spiele wie Differix, Schau genau, Monster Mix; Vergleichsbilder mit Detailunterschieden; Dominospiele; unvollständige Bilder ergänzen; Puzzleteile aus Gesamtpuzzle heraussuchen.

- **Akustisch-kinästhetischer Bereich**

Hörübungen zu verschiedenen Bereichen (Spiel: Sprich genau - Hör genau), danach von vokalen, danach von Konsonanten ("ich sage ein Wort und ihr hebt die Hand, wenn ihr ein ´A´ hört"). Übungen: lange und kurze Töne mit Glockenspiel oder Flöte unterscheiden lernen; eingelernte Verspaare tief und hoch artikulieren; Zungenturnen, Lippenübungen, Kammblasen, Pfeifübungen, Tierstimmen nachahmen, z. B. durch Bellen, Hecheln, Zischen; Laute und Wörter vom Munde ablesen.

- **Rhythmisch-melodischer Bereich**

Durch Summen, Brummen oder einen Sprechgesang erfahren Kinder, dass durch die Art der Betonung die Sprache verschiedene Bedeutung gewinnen kann: z. B. wenn sie mit einer Puppe sprechen und dabei etwa ´na,na´ verschieden intonieren, kann dies schimpfend, fragend oder liebevoll wirken. (...)

- **Motorischer Bereich**

Um die Feinmotorik zu fördern, gibt es eine Vielzahl von Übungen, angefangen mit Knet-, Ausschneide-, Klebeübungen, Perlenaufreihen bis zum Ausmalen. (...)"

Es muss den Kindern Freude bereitet haben, an diesen Spielen und Übungen teilzunehmen. Wer möchte nicht gerne in diesem Alter Kammblasen lernen, Monstermix und Domino spielen, Knet- und Ausschneideübungen machen, Tierstimmen nachahmen? Es ist auch gut vorstellbar, dass die Kinder, die an diesen "Funktionsübungen" teilgenommen haben, dem Unterrichtsgeschehen mit größerer Motivation folgten und dass insgesamt ihr Selbstbewusstsein gestärkt wurde. Es handelt sich dann jedoch um (kurzfristige) Motivationsförderung, die wieder in Misserfolgsangst umschlagen kann, wenn im Unterricht wieder Lese- und Schreibübungen verlangt werden. Ein Junge wird ja auch nicht gleich ein guter Fußballer, wenn er Lauf- und Ballübungen trainiert. Erst durch die Teilnahme am Fußballspiel versteht er, worauf es ankommt. Die Wahrnehmungsübungen könnten genauso gut als Motivationsübungen bei anderen Verhaltens-Blockaden eingesetzt werden. Es handelt sich bei diesem Ansatz nicht um eine spezifisch auf die Verbesserung von Lesen und Schreiben gerichtete Förderung. Spielerischen Fördermaßnahmen stellen sicherlich eine Bereicherung der kindlichen Schulerfahrung dar und können die Motivation der Schüler kurzfristig steigern. Selbst wenn nach solchen Übungen die Fähigkeit des Lesens und Rechtschreibens kurzfristig zunimmt, stellt dies keinen Nachweis für den wirksamen Abbau von körperlichen Funktionsschwächen dar, sondern kann lediglich als ein Hinweis darauf gewertet werden, dass Kinder, denen man Beachtung entgegenbringt, ihre Ängste und Unsicherheiten teilweise ablegen.

2.1.2 Zusammenfassung und Kritik

Zusammenfassend kann man feststellen, dass der Begriff der Funktionsschwäche in fragwürdiger Weise verallgemeinernd gebraucht wurde und die Spezifität der Operationen im Prozess des Spracherlernens nicht berücksichtigte.[49] Es gibt nachweisbar Kinder, die trotz deutlicher sensomotorischer Teilleistungsschwächen keine LRS entwickeln, wie es umgekehrt auch LRS-Kinder gibt, die keine unterdurchschnittlichen Fähigkeiten auf diesem Gebiet zeigen.[50] Eine Fortsetzung von Untersuchungen über gegenstandsunabhängige sinnenspezifische Grundleistungen des Kindes erscheint unter diesen Voraussetzungen wenig sinnvoll.[51] Diese Untersuchungen waren dem Lernkonzept der Konditionierung verhaftet und berücksichtigten nicht die geistigen Prozesse des Verstehens. Die kognitiven Prozesse der Verarbeitung blieben bei dem Theorem der Funktionsschwäche weitgehend unberücksichtigt. Die Ursachenzuschreibung konnte auch nicht dadurch verbessert werden, dass in einem additiven Komponentenmodell mehrere Teilfunktionen gleichzeitig für die LRS verantwortlich gemacht wurden. Solche "multikausalen" Modelle dienten lediglich der Ausweitung eines linearen Kausalitäts-Modells, das von allgemeinen Kapazitäten des Schülers ausgehend, von deren Stärkung man sich zugleich eine Reduktion der spezifischen Schwierigkeiten des Lesens und Schreibens erhoffte.

Therapeutisch hatten die Defizitansätze nur geringe Bedeutung, denn die Programme zur Behebung dieser Funktionsschwächen konnten keinen Langzeiteffekt erzielen, d. h. sie blieben den Nachweis eines Transfers auf

---

[49] Vgl. Valtin, Funktionsmodell, S. 181.
[50] Vgl. Heinz Ochsner: Legasthenie - Phantom oder Wirklichkeit? Zur Therapie und Prävention einer umstrittenen Lernstörung, in: Monika Brunsting, Hans-Jörg Keller und Josef Steppacher (Hrsg.): Teilleistungsschwächen. Prävention und Therapie, Luzern: Edition SZH/SPC, 1990, S. 69-86, hier S. 73.
[51] Vgl. H. Brügelmann: Lesen und Schreibenlernen als Denkentwicklung - Voraussetzungen eines erfolgreichen Schrifterwerbs, in: Zeitschrift für Pädagogik 30, S. 69-91, hier S. 73.

die Lese- und Rechtschreibleistungen schuldig. Besonders problematisch war der Versuch, einzelne Symptome als "Funktionsschwächen" in eine *kausale*, d. h. unmittelbare Beziehung zur LRS zu bringen. Den Nachweis dafür blieben die Defizit-Forscher schuldig. So konnte z. B. Renate Valtin 1970 die experimentelle Untersuchung des Schweden Eve Malmquist aus dem Jahre 1958, der bei guten, durchschnittlichen und schlechten Lesern einen auf der 1 %-Stufe signifikanten Unterschied der visuellen Wahrnehmung ermittelt hatte[52], statistisch widerlegen.[53] Spätestens mit den Untersuchungen von Betz/Breuninger über den "Teufelskreis Lernstörungen" in den 80er Jahren verlagerte sich daher die Diskussion zu Modellen, in denen strukturelle Dimensionen der Persönlichkeitsentwicklung sowie die individuellen Eingangsvoraussetzungen jedes einzelnen Kindes und prozessorientiertes Denken entwickelt wurden.

2.2 Der milieutheoretische Ansatz

Während in den 60er Jahren fast ausnahmslos körperliche Ursachen als Erklärung für die "Lernstörung" Legasthenie herangezogen wurden, verlagerte sich die Diskussion durch die Anregung soziologischer Einflüsse auf die pädagogische Forschung z. T. auf schicht- und familienbedingte Beeinträchtigungen des Verhaltens. Valtin ermittelte in einer Fragebogenuntersuchung bei 50 Eltern von Legasthenikern im Jahre 1970 familiäre Faktoren, welche von ihr als lern-erfolgsbeeinträchtigend gewertet wurden. Dazu zählte sie - der Tradition der soziologischen Forschung zu Beginn der 70er Jahre folgend - in erster Linie die Zugehörigkeit der Eltern zur Unterschicht. Das Profil der legastheniefördernden Familie zeichnete sie wie folgt:[54]

- Beide Eltern haben die Volksschule besucht, die Familie ist kinderreich und das legasthenieauffällige Kind wird an dritter Stelle oder später geboren. Die Familie lebt in beengten Wohnverhältnissen. Die Mutter hat keinen Beruf erlernt. Die Eltern lesen weder Bücher noch Zeitungen, und auch das Kind besitzt keine Bücher. Das Kind hat Sprachstörungen. Bei Hausaufgaben geben die Eltern keine Unterstützung. Es gibt in der Familie weitere Angehörige, die Schwierigkeiten beim Lesen oder Schreiben hatten.

---

[52] Vgl. Eve Malmquist: Factors Related to Reading Disabilities in the First Grade of the Elementary School, Diss. Uppsala, 1958, S. 150, 273 und 408.

[53] Vgl. Valtin, Theorien, S. 178.

[54] Vgl. Valtin, Theorien, S. 206/207.

2.2.1 Das Modell der Umweltfaktoren für die Entstehung von LRS

Die Charakterisierung familienbedingter Störfaktoren enthält Hinweise auf mögliche Hindernisse, welche die Startchancen des Kindes beim Spracherwerb beeinträchtigen könnten, insbesondere die geringe Schule vorbereitende und Schule begleitende Unterstützung sowie das mangelhafte häusliche Bildungsangebot. Bei schichtbedingten Einflüssen, die als unterschiedliche Eingangsvoraussetzungen für den Schulerfolg betrachtet werden, handelt es sich jedoch um deskriptive Faktoren, d. h. um die Beschreibung von Merkmalen, deren Einfluss auf die LRS aufgrund empirischer Untersuchungen lediglich *vermutet* werden kann. Es handelt sich nicht um einen Beweis und damit nicht um eine kausale Definition. Eine theoretische Abbildung von familienbedingten "Störfaktoren" der Unterschicht ist zudem nicht frei von Harmonisierungen und Projizierungen der Mittelschicht.

Die Umkehrung familienbedingter Beeinträchtigungen würde demnach besonders günstige Lernvoraussetzungen schaffen. In diesem Sinne stellte Atzesberger Fragen zur Lerngefährdung durch das Elternhaus:[55]

- Wird im Elternhaus der schulische Lernfortschritt des Kindes beachtet? Kann das Kind ungestört seine Hausaufgaben erledigen? Erfährt es im Elternhaus Unterstützung? Bleibt ihm genügend Zeit zum Spielen. Wie reagieren die Eltern auf das "Fehlverhalten" ihres Kindes? Gibt es Strafen, wird das Selbstwertgefühl des Kindes verletzt ("Du bist ein Versager")? Werden Geschwister als Vorbild hingestellt?

Solche Fragen zielen darauf ab, günstige allgemeine Lernvoraussetzungen zu ermitteln. Es ist jedoch fraglich, ob die spezifischen Bedingungen, die das erste Lesen und Schreiben betreffen, davon überhaupt berührt sind. Dieser Fragenkatalog zeichnet sich zudem durch eine Starrheit der Formulierung aus. Bei einer dynamischen Betrachtung müsste hinterfragt werden, ob im Einzelfall "ungestörtes Arbeiten" nicht Einsamkeit bedeutet, ob Eltern immer gute Nachhilfelehrer sind, welche(s) Verhaltensmuster ein Kind in der Familienstruktur entwickelt hat und wie/ob es systematisch in seiner Rolle als "Versager" stigmatisiert wird. Auf solche wechselseitigen Einflüsse weist Grissemann im Rahmen seines Systemansatzes hin. Er bezeichnet sie als "diagnostische Raster zur Erfassung der Famili-

---

[55] Vgl. Michael Atzesberger: Prävention und Intervention bei Lese- Rechtschreibversagen und Lese-Rechtschreibschwäche: Lösungsversuche in Kindergarten, Schule und Volkshochschule, Bonn-Bad Godesberg: Dürr, 1981, S. 26.

enorganisation". [56] In allen wichtigen Bereichen des Familienlebens kann es seiner Auffassung nach zu Dysfunktionen kommen, die ihrerseits Verhaltens- oder Lernstörungen mit verursachen können. So könne eine Familie irreale Zielsetzungen anstreben (Familienehre, Selbstaufopferung), und es könne im Zusammenhang mit Feedback zu Schuldzuweisungen kommen (Sündenbock, Versager). Wenn die dem Alter entsprechende Autonomie versagt - oder, im Gegensatz dazu, Kindern und Jugendlichen keine Grenzen gesetzt würden, könne es ebenso zu Fehlhaltungen kommen, wie bei dysfunktionalen Allianzen im Familienprozess.

Kritisch kann gegen diese Konflikttheorie der Ursache von LRS durch Familienprozesse eingewandt werden, dass soziokulturelle, sozioökonomische und emotionale Faktoren verschiedene Verhaltensentwicklungen beeinflussen (kognitive Entwicklung, abweichendes Verhalten, Motivation) und keineswegs als unmittelbare Einflussgrößen für die Lese- und Rechtschreibentwicklung geltend gemacht werden können. Sie machen, wie Ochsner richtig betont, "das qualitativ Besondere legasthenischer Schwierigkeiten nicht aus, sondern lassen sich als Bedingungsfaktoren auch in anderen Schulleistungsschwierigkeiten finden."[57]

Grissemann kommt es auf die Darstellung von *Szenarien* des Familienlebens an, durch welche eine Atmosphäre erzeugt wird, welche die Erlebniswelt des Kindes nachhaltig bestimmt. Er thematisiert dabei sowohl die bekannte Sündenbockstrategie und die nicht minder bekannte überbehütende Mutter, die ihre Partnerschaftsfrustrationen durch eine symbiotische Klammerbeziehung mit dem Kind auslebt, wie Theorien der ungünstigen Wirkung (verhinderter) sozialer Aufstiegswünsche (Überforderung, elitäre Leistungsansprüche an das Kind) und die Leistungsblockade durch die Konfrontation mit einem Familienmythos.[58]

Den szenarischen Charakter seiner Betrachtungen überträgt Grissemann auch auf die Diagnostik. Er schlägt familiensystematische Erfassungsmethoden vor, in denen u. a. Familiensitzungen zur Problemdefinition inszeniert werden, bei denen die Familienmitglieder in Gesprächen zur Suche und Thematisierung von Problemen animiert werden sollen. Von diesen Zusammenkünften erhofft er sich die Aufdeckung von Attributierungen, z. B. einer familiären Sündenbockstrategie, der Induktion von Minderwer-

---

[56] Vgl. Hans Grissemann: Förderdiagnostik von Lernstörungen am Beispiel Legasthenie, Bern; Stuttgart; Toronto: Huber, 1990, S. 176.
[57] Vgl. Ochsner, Legasthenie, S. 72.
[58] Vgl. Grissemann, Förderdiagnostik, S. 180.

tigkeitsgefühlen oder über Aussagen hinsichtlich genetischer Determinationen.[59]

Wie wichtig dieser Aspekt der Familienanalyse sein kann, zeigt eine vergleichende Studie über Erklärungsmuster bezüglich des eigenen Versagens von Kindern mit LRS, die Naegele und Valtin Ende der 90er Jahre durchführten. Nahezu alle Kinder führten ihr Versagen auf externe Gründe zurück (Vererbung, Lehrer, Eltern).[60] Für die Handlungsorientierung der Kinder kann diese Übernahme von Erklärungen Erwachsener zum einen eine Entlastung von individueller Schuld darstellen, zugleich aber auch eine Schicksalsergebenheit erzeugen, die Ängste und Verunsicherungen auslöst.[61]

Das Kind soll aktiv an der Erstellung einer Familienskulptur oder einer Familienszene mitwirken. Mit Knetmasse oder mit einem Rollenspiel-Test reproduziert es Szenen, die dem Diagnostiker Aufschluss geben können über gestalterisch-feinmotorische Fähigkeiten des Kindes. Während dieser Familiensitzungen mit szenischen Einlagen lassen sich Körperkontakt oder Zuwendung/Ablehnung der Eltern beobachten. Anschließende Kommentare der Familienmitglieder geben Aufschluss über die Realitätsangemessenheit, die Befindlichkeit und die Veränderungsbedürfnisse in der Familie.

Das dynamische Familien-Diagnosekonzept Grissemanns enthält Verbesserungen gegenüber dem Unterschicht-Milieuprofil Valtins. 20 Jahre Legasthenie-Forschung mit uneinheitlichen Ergebnissen haben bewirkt, dass die kausal-lineare Beziehungsdefinitionen einer schichtspezifischen Betrachtungsweise weitgehend vermieden werden. Auch das Umweltkonzept ist "dynamisiert": Das Kind erleidet nach dieser Auffassung nicht einfach seine Umwelt, sondern ist auch Umwelt stiftend und beeinflusst die Familie. Hier ist jedoch die Schnittstelle zur "Individuum fokussierenden Erfassung" erreicht - um noch einmal die kräftige Ausdrucksweise Grissemanns zu gebrauchen.[62] Alle Untersuchungen über familiäre Störfaktoren, Familienstrukturen, Lesegewohnheiten und Schule unterstützende Maßnahmen laufen auf die Frage hinaus: Wie verarbeitet das einzelne Kind diese Umweltbedingungen?

---

59 Vgl. Grissemann, Förderdiagnostik, S. 180.
60 Vgl..Kapitel 5.1.1!
61 Vgl. Vgl. Ingrid M. Naegele und Renate Valtin: Legasthenie kommt nicht von Gott. Wie SchülerInnen mit LRS ihr Versagen erklären. In: Ingrid M. Naegele und Renate Valtin (Hrsg.): LRS in den Klassen 1-20. Band 2: Schulische Förderung und außerschulische Therapien, Weinheim und Basel: Beltz, 2000, S. 41-47, hier S. 44.
62 Vgl. Grissemann, Förderdiagnostik, S. 174.

Eine neue Variante der milieutheoretischen Betrachtungsweise liegt in den empirischen Untersuchungen über die Leseerziehung im Elternhaus vor. Köcher fand z. B. in einer repräsentativen Umfrage heraus, dass ein hoher Zusammenhang zwischen Leseerziehung im Elternhaus und der späteren Leseintensität besteht.[63] Grade der Leseerziehung im Elternhaus ermittelte sie aufgrund einer Skala, die folgende Faktoren:[64]

- Den Eltern war es bei der Erziehung wichtig, Lesefreude zu vermitteln
- Es wurde häufig oder ab und zu vorgelesen
- Bücherwünsche der Kinder wurden erfüllt
- Es wurde bewusst eine "Leseerziehung durch Verführung" praktiziert
- Es wurde ausgeprägt eine Leseerziehung durch Ermahnung praktiziert.

Unter "Leseerziehung durch Verführung" listete Köcher Antworten auf, bei denen die Eltern angaben, Kinder öfter in Buchhandlungen oder Büchereien mitgenommen oder ihnen öfter schöne Bücher geschenkt zu haben.[65] Dabei stellte sich allerdings heraus, dass Personen mit gleich guten Ausgangsbedingungen im Elternhaus hinsichtlich der "Verführung" zum Lesen sich keineswegs immer zu guten Lesern entwickelten. Eine genauere Betrachtung ergab, dass die Erziehungsmethoden einen entscheidenden Einfluss auf die spätere Lesefreudigkeit hatte: Kinder, die häufig ermahnt wurden und denen seltener Gelegenheit zum Besuch von Büchereien und Buchhandlungen gegeben bzw, seltener ein schönes Buch als Geschenk gemacht wurde, entwickelten sich später häufiger zu schwachen Lesern.[66] Zu ähnlichen Ergebnissen über die Motivation durch die "Verführung" des Kindes zum Lesen war auch Bettelheim gekommen.[67]

2.2.2 Zusammenfassung und Kritik

Zusammenfassend kann man feststellen, dass der milieutheoretische Ansatz zahlreiche Faktoren der familiären Lebenssituation herausfilterte, welche das Kind emotional, kognitiv oder motivational in seiner Lese- und

---

[63] Vgl. R. Köcher: Familie und Lesen. Archiv für Soziologie und Wirtschaftsfragen des Buchhandels LXIII. Frankfurt: Verlag der Buchhändler-Vereinigung GmbH, 1988, S. W 2291.

[64] Vgl. Köcher, Familie und Lesen, S. W 2287.

[65] Vgl. Köcher, Familie und Lesen, S. W 2284.

[66] Vgl. Köcher, Familie und Lesen, S. W 2296.

[67] Vgl. B. Bettelheim: Kinder brauchen Bücher, Stuttgart: Deutsche Verlagsanstalt, 1982, S. 37.

Rechtschreibfähigkeit beeinflussen können. Ein unmittelbarer Nachweis dieser Einflüsse konnte jedoch nicht geführt werden. Insbesondere gelingt es dem sozio-kulturellen Ansatz nicht, die *spezifische* Bedeutung von Umgebungsbedingungen für das Lesen und Schreiben des Kindes zu beweisen. Auch die sehr plausiblen Untersuchungsergebnisse über die familiäre Leseerziehung müssen dieser Kritik unterworfen werden. Wenn am Ende herauskommt, dass spätere gute Leser die Lesetradition ihrer gebildeten Familie fortsetzen, wie Köcher vermutet[68], dann wird lediglich das Bild der "schichtspezifischen" durch das einer "lesefreundlichen" Familienumgebung ausgewechselt: die Argumentation dreht sich im Kreis. Es gibt Korrelationen, die einen Zusammenhang zwischen Familiensituation und Lese-/Rechtschreibfähigkeiten von Kindern zeigen. Aber es gibt zahlreiche Beispiele, dass Kinder, die in der Familie kaum Anregungen beim Spracherwerb erfuhren, gute Leser und Schreiber wurden. Es kommt daher darauf an, die *subjektiven* Erfahrungen der Kinder im Umgang mit Wörtern genauer zu untersuchen.

2.3 Der systemische Ansatz

Wissenschaftler neigen dazu, kausale Beziehungen zu formulieren und "Gesetze" d. h. innere Zusammenhänge zwischen Ursache und Wirkung herauszufinden. Mit der von dem Amerikaner Kuhn eingeleiteten "Paradigmen"-Diskussion" in den 70er Jahren wurde jedoch zunehmend bewusst, dass sich Erkenntnisse über komplexe Zusammenhänge *matrixartig* d. h. zunächst durch die *Beschreibung* oder Benennung aller in Frage kommenden Faktorenbereiche verdichten. Statt nach immer neuen kausalen Zusammenhängen zu suchen, bemühte man sich nun um *deskriptive* Modelle, d. h. es wurden strukturelle oder "systemische" Bedingungen der Legasthenie formuliert, deren Einfluss durch Verstehensprozesse gedeutet werden sollte.

Die pädagogische Situation selbst wurde nun als "systemische" Variable in die Erklärung einbezogen. Man vermutete z. B., dass methodische Unzulänglichkeiten des Lese- und Schreibunterrichts und die Persönlichkeit des Lehrers sowie der Unterrichtsstil (Frontalunterricht) zumindest als Verstärker für die Entstehung von LRS wirken konnten.[69] Diese Überlegungen führten zu einigen Untersuchungen in diesem Bereich. So erwies

---

[68] Vgl. Köcher, Familie und Lesen, S. W 2296; vgl. Renate Valtin: Zur "Machbarkeit" der Ergebnisse der Legasthenieforschung. In: R. Valtin/U. Jung/G. Scheerer-Neumann: Legasthenie in Wissenschaft und Unterricht. Darmstadt: Wissenschaftliche Buchgesellschaft, 1981.

[69] Vgl. Angermeier (1974a), S. 23.

sich z. B. in einem Schulaufsichtsbereich in Köln, dass 38 % aller Kinder mit LRS aus nur 4 der 51 untersuchten Klassen stammten.[70] Bald wurde jedoch erkannt, dass es zu kurzsichtig ist, nunmehr erneut einen monokausalen Zusammenhang herzustellen und die Verursachung von LRS "unfähigen Lehrern" vorzuwerfen.[71] Stattdessen richtete sich das Augenmerk mehr und mehr auf die Methodik des Lese- und Schreibunterrichts selbst sowie auf die Voraussetzungen, welche die einzelnen Kinder mitbrachten.

2.3.1 Das multifaktorielle Modell

Der systemische Ansatz ist gekennzeichnet durch die "Modernisierung" des Begriffes LRS. Die Systemtheoretiker sprechen nicht mehr von "Schwächen" des Kindes, sondern von dessen *"Schwierigkeiten"* im Prozess der Rechtschreibentwicklung.[72] Damit wird zum Ausdruck gebracht, dass die *symptomorientierte* Erforschung von defizitären Teilfunktionen durch eine komplexe Betrachtung individueller Lern- und Entwicklungsbedingungen bzw. -voraus-setzungen ersetzt werden soll. Im Rahmen des systemischen Ansatzes bedeutet dies, dass lesebezogene Persönlichkeitsvariablen (Lesestrategien) diagnostisch und therapeutisch mit Faktorengruppen von Subsystemen der Gesellschaft (Familie, Schule, soziokultureller Hintergrund) in Beziehung gesetzt werden.[73] Das systemische Modell ist *multivariat* konzipiert, d. h. es geht davon aus, dass eine Vielzahl von Faktoren zusammenwirkt, um im Einzelfall LRS bei Kindern auszulösen. Gleichzeitig wird die Bedeutung des Singularität jedes Falles hervorgehoben: Faktoren, die in einem Falle wirksam werden, können bei einem anderen Individuum unter anderen Lernvoraussetzungen ohne Einfluss bleiben. Die einflussreichsten Faktorenbereiche stellen die Schülerpersönlichkeit, außerschulische Lernbereiche sowie innerschulische Bedingungen des Lernens dar.[74]

Einen bedeutenden Beitrag zu dieser systemischen Betrachtungsweise hat Hans Grissemann mit seinem Modell einer mehrdimensionalen Legastheniediagnostik geleistet, in welcher er sich um die Integration bishe-

---

[70]   Vgl. Angermeier (1974b).
[71]   Vgl. Richter, Rechtschreibung, S. 18.
[72]   Vgl. Valtin, Funktionsmodell, S. 180.
[73]   Vgl. Hans Grissemann: Legasthenie heute: Zur Revision des Legastheniekonzepts unter dem Aspekt der Förderdiagnostik, in: Niemeyer (Hrsg.), Kommunikation, S. 25-52, hier S. 29.
[74]   Vgl. Richter, Rechtschreibentwicklung , S. 19.

riger Ansätze bemüht.[75] Grissemann strebt ein sog. Redundanzmodell des Lesens und Schreibens an, das einer strategischen psychologisch-diagnostischen Therapie dienen soll. Es geht ihm dabei um die wissenschaftliche Entwicklung von diagnostischen und therapeutischen Landkarten - er nennt sie auch "topologische Übersichten - für die Hand des Praktikers".[76] Dem Lesenlernen liegen nach seiner Auffassung Strategien des Lesers zur Gliederung der Information zugrunde, die sich in die zwei Hauptbereiche Wortredundanz sowie Satz- und Textredundanz unterscheiden lassen. Eine entscheidende Rolle kommt in diesem Modell der Kompetenz des Lesers zu. In den Anfängen des Leselernens kann man beobachten, dass der Leser in selektiver und flexibler Weise Informationen auf verschiedenen Ebenen verarbeitet und dabei gleichzeitig aufgrund der von ihm vermuteten inhaltlichen Satzzusammenhänge und der grammatikalisch-syntaktischen Zuordnungen Hypothesen bildet. Der "kompetente" Leser erkennt schnell Irrtümer und Nonsens-Verbindungen und ist in der Lage, diese zu korrigieren. Die Diagnostik beginnt damit, beim Lesenden fehlende oder vorhandene psycholinguistische Lesestrategien festzustellen. Sie prüft die oralsprachlichen Grundlagen (Repertoirebedingungen) und zieht auch außersprachliche Bedingungen der Aneignung des Lesens ein.[77] Legasthenie versteht Grissemann in diesem Zusammenhang als "Redundanz-Ausnützungsschwäche". Sie kann aufgrund unterschiedlicher Faktoren zustande kommen, wie z. B. Artikulationsschwierigkeiten oder Wortschatzarmut. Sie kann auch durch sozial-emotionale Störungen der Persönlichkeit (z. B. Lernmotivationsstörungen) oder affektive Labilität verursacht sein. Diese Faktoren können wiederum durch den soziokulturellen Hintergrund bedingt und in der Schulwirklichkeit verstärkt werden.

Mit diesem mehrdimensionalen Modell zielt Grissemann vor allem darauf ab, eine zu enge Betrachtung des Lesebegriffs zu vermeiden und *alle* bedeutsamen Faktoren für die Hypothesenbildung heranzuziehen.[78] Aussagen über den genauen Anteil jeder Determinante am Leseerfolg lassen sich in diesem Modell nicht treffen, weil es sich um ein *prozesshaftes Zusammenwirken zahlreicher Faktoren* handelt. Der systemische Ansatz kommt zu dem Ergebnis, dass es eine „typische LRS-Persönlichkeit" nicht gibt.

---

[75] Vgl.Grissemann, Förderdiagnostik, S. 180.
[76] Vgl.Grissemann, Legasthenie heute, S. 25.
[77] Vgl. Grissemann, Legasthenie heute, S. 38, Abb. 5.
[78] Vgl. Valtin, Funktionsmodell, S. 182.

2.3.2 Zusammenfassung und Kritik

Zusammenfassend kann man feststellen, dass die Vorstellung von LRS als multifaktorielles Problem den Blick für das komplexe Feld, in welchem LRS entstehen kann, öffnete. Bald verfestigte sich jedoch auch diese Betrachtungsweise zu einer gängigen Formel, mit der Profile abweichenden oder behinderten Verhaltens als komplexe Modelle dargestellt wurden, welche durch z. T. undifferenzierte statistische Durchschnitts- und Häufigkeitstypen nur mangelhaft gestützt wurden.[79] Das Integrationsmodell Grissemanns ist überladen mit System- und Persönlichkeitsvariablen, die eine zielgerichtete Handlungsdiagnostik erschweren. Der Nachweis verschiedener Teilleistungsstörungen, emotionaler und sozialpsychologischer Auffälligkeiten, verbunden mit hartnäckigen Lese- oder Rechtschreibfehlern" rechtfertigt nicht, Kinder als Legastheniker einzustufen.[80] Es handelt sich um Bedingungsfaktoren, die sich ebenso gut auf andere Verhaltenssegmente auswirken können.

Der systemische Ansatz stellt jedoch einen bedeutenden Schritt dar zu einer komplexen und ganzheitlichen Betrachtung des Lesevorgangs. Er löst sich von der Vorstellung des Lesenlernens als sukzessiver Verarbeitung von Buchstaben bzw. von Einzellauten zu Silben und betont stattdessen das Lesen als Such- und Erkundungsverhalten, d. h. als eines Verstehens- bzw.-. Erkenntnisprozesses.[81]. Da es sich jedoch letztlich lediglich um eine Addition bzw. Erweiterung des Ursache-Wirkungsmodells um zahlreiche Faktoren handelt, hat der systemische Ansatz kaum zur Erklärung des Symptoms LRS beigetragen. Er hat eher einen komplexe(r)n Gegenstand sachfremd zerteilt (...) und die Ergebnisse kompliziert dargestellt."[82] Grundsätzlich werden den Vertretern der "Multikausalität" zwei entscheidende Forschungsfehler vorgeworfen: die *methodische Verkürzung* des Ansatzes auf korrelative Zusammenhänge, die "nie und nimmer kausal interpretiert werden" dürften, wie bei der bekannten Korrelation der Häufigkeit von Störchen und der Geburtenziffer deutlich wird, und die *logische Verkürzung* des Ansatzes, der aus den empirischen Daten Zusammenhänge herausfiltert, statt diese aus theoretischen Überlegungen abzuleiten und durch Empirie zu stützen.[83]

---

[79] Vgl. Ochsner, Legasthenie, S. 72.
[80] Vgl. Ochsner, Legasthenie, S. 72.
[81] Vgl. Grissemann, Förderdiagnostik, S. 35.
[82] Vgl. Betz/Breuninger, Teufelskreis Lernstörungen, S. 27.
[83] Vgl. Betz/Breuninger, Teufelskreis Lernstörungen, S. 28.

2.4 Der psychologische Ansatz

Mitte der 80er Jahre war die LRS-Forschung zerstritten und in verschiedene Lager geteilt - den Funktionsschwäche-Ansatz, die linguistisch orientierte Entwicklungstheorie, den multivariaten System-Ansatz u. a. An den Schulen herrschte Verunsicherung, weil der Begriff der "Legasthenie" offiziell nicht mehr auftauchte und damit die Meinung bei Lehrern aufkommen konnte, dass es das Problem LRS "als solches" nicht mehr gab: es wurde behandelt wie eine Schwierigkeit unter anderen, die von Lehrern durch Differenzierung und Integration des Unterrichts mitgelöst oder ggf. durch Aussonderung schwerer Fälle im Förderunterricht kompensiert werden sollte. In dieser Situation meldete sich das Autorenpaar Betz/Breuninger mit einem engagierten Plädoyer gegen den "Teufelskreis Lernstörungen" zu Wort[84].

---

[84] Vgl. Kapitel 5.1!

3. Die kognitive Wende in der LRS-Forschung

3.1 Schriftsprachentwicklung als Entwicklungsprozess

Mitte der 8oer Jahre begann sich in der bis dahin relativ erfolglosen LRS-Forschung ein neuer Trend abzuzeichnen: die Linguisten eroberten das Feld. Vor ca. 12-15 Jahren entdeckten Sprachforscher, dass der eigentliche Gegenstand der LRS-Problematik die Schriftsprachentwicklung sei. Sie erzielten damit einen Durchbruch bei kritisch eingestellten und wohl überwiegend auch jüngeren LehrerInnen, denen an einer Reform des Lese- und Rechtschreibunterrichts in der Grundschule gelegen war. Die reformerisch orientierten LehrerInnen waren von einer körperbezogenen medizinischen Defekttheorie und einer milieu- bzw. umweltbezogenen Sichtweise offensichtlich nicht mehr zu überzeugen und orientierten sich an einem *personenbezogenen* Ansatz.[85]

Die Grundüberlegungen der entwicklungsorientierten Richtung lassen sich folgendermaßen zusammenfassen:

- Der Lernprozess des Lesens und der Rechtschreibung ist als ein *Entwicklungsprozess* zu begreifen, der in ähnlichen Stufen vorzustellen ist, wie Piaget sie für die frühe Phase der Kindheitsentwicklung beschreibt. Die meisten Kinder, die Schwierigkeiten beim Lesen oder in der Rechtschreibung zeigen, sind nicht minderbegabt oder haben Funktionsschwächen, sondern sie befinden sich in einer früheren *Entwicklungsstufe* des Lesens und der Rechtschreibung.[86] Bei LRS handelt es daher vermutlich um eine Entwicklungsstörung, d. h. um eine zeitlich verschobene "normale" Entwicklung im Sinne einer Lernverzögerung.[87] Das Stufenmodell gibt damit Ansatzpunkte für Fördermaßnahmen, die zum Ziel haben, die nächste Entwicklungsstufe des Lernens zu erreichen.[88]

- Legasthenietypische Fehler tauchen bei allen Lernenden auf.

---

[85] Vgl.Gabriele Rabkin und Peter May: Oliver findet seinen Weg in die Welt der Schrift, in: Naegele/Valtin (Hrsg.); LRS in den Klassen 1-10, S. 58-65; vgl. Mechthild Dehn, Irmtraud Schnelle und Ingeborg Wolf-Weber: Grundsätze für pädagogische Lernhilfen - nicht nur in Klasse 1, in: Naegele/Valtin (Hrsg.); LRS in den Klassen 1-10, S. 47-52.

[86] Vgl. Gerheid Scheerer-Neumann: Rechtschreibschwäche im Kontext der Entwicklung, in: Naegele/Valtin (Hrsg.); LRS in den Klassen 1-10, S. 17-23, hier S. 26.

[87] Vgl. Valtin, Funktionsmodell, S. 184.

[88] Vgl. ebenda, S. 186.

- Kinder mit Lese-/Rechtschreibschwierigkeiten lernen nicht prinzipiell anders, sie brauchen nur mehr *Zeit*, differenziertere Aufgaben sowie stärkere Aufmerksamkeit und *Zuwendung*; andernfalls verfestigen sich ihre Schwierigkeiten.[89]

- Es gibt nur *deskriptive*, keine kausalen Erklärungsansätze für LRS-Symptome bei Kindern.[90]

- Die Förderung muss sich auf den *Einzelfall* beziehen und kann nicht allein durch die Verbesserung von Methoden des Klassenunterrichts erreicht werden. Es muss eine *Öffnung von Lernräumen* stattfinden.

- Es ist nicht die Methode, sondern die *Lehrerpersönlichkeit*, die den Unterricht bestimmt.[91]

- Lernen kann letztlich nicht von außen gesteuert werden. Kontinuität und Entwicklung sind *biographisch* und daher unterschiedlich zwischen Kindern zu verstehen. Ein einheitlicher Unterricht für alle, der die "Kontinuität" der Jahrgangsklasse wahrt, kann als außengesteuerte Intervention den Prozess des einzelnen Kindes unterbrechen.[92] Diese Kritik richtet sich ausdrücklich gegen den einheitlichen Fibelunterricht.[93]

- Entwicklungsverläufe sind nicht an das chronologische Alter gebunden und dürfen daher auch nicht von der *Jahrgangsklasse* abhängig gemacht werden.[94]

- Lesen und Rechtschreibung werden als *Denkentwicklung* aufgefasst.[95]

3.1.1 Das Modell der Entwicklungsverzögerung

Bei der Beschäftigung mit spontanen Rechtschreibübungen "normaler" Vorschulkinder und Erstklässler hatte sich in den 80er Jahren herausgestellt, dass die Schreibversuche von Kindern, die noch keinen Lese- und Schreibunterricht erhalten hatten, den Schreibungen "legasthener" Kinder sehr ähnelten.[96] Dieses überraschende Ergebnis gab Anlass, über den Charakter der "Fehler" bzw. "Schwächen" von LRS-Kindern nachzuden-

---

[89] Vgl. Hans Brügelmann: Wider den Fibel-Gleichschritt, in: Grundschule 2/1994, S. 30-31, hier S. 30.

[90] Vgl. Valtin, Funktionsmodell, S. 186.

[91] Vgl. Brügelmann, Wider den Fibel-Gleichschritt, S. 31.

[92] Vgl. Brügelmann, Wider den Fibel-Gleichschritt, S. 31.

[93] Vgl. Brügelmann, Wider den Fibel-Gleichschritt, S. 30.

[94] Vgl. Scheerer-Neumann, Rechtschreibschwäche, S. 25.

[95] Vgl. ebenda, S. 186.

[96] Vgl. Gerheid Scheerer-Neumann: Rechtschreibschwäche im Kontext der Entwicklung, in: Naegele/Valtin (Hrsg.), LRS in den Klassen 1-10, S. 25-35, hier S. 25.

ken. Während Kindern im Vorschulalter phantasievolle aber zugleich fehlerhafte Versuche als "erstaunliche Leistung" honoriert werden, gelten Kinder, die in den ersten Klassen mit fehlerhaften Lese- oder Schreibstrategien auffallen, als "Problemkinder", die ständig Schwierigkeiten beim Schriftspracherwerb haben. Viele Sprachforscher gehen inzwischen davon aus, dass es sich lediglich um eine zeitliche Verschiebung in der Entwicklung handelt, die durch geeignete sprachbezogene Förderungsmaßnahmen oftmals behoben werden kann.[97] Das langsame Kind steckt in einer Zwangssituation, die leicht zu Misserfolgserlebnissen und zu einer Verfestigung der LRS-Probleme führen kann: Die Jahrgangsklasse gibt das Tempo des Lernens vor, und der normale Unterricht kann bei sehr schwachen Kindern seine Funktion nicht erfüllen. Eine Einzelförderung mit dem Ziel der Verbesserung der individuellen Lesestrategien und die persönliche Zuwendung durch die wichtigste Bezugsperson, die (den) Lehrer(in), können nach Auffassung der sprachlich orientierten LRS-Forscher einen Ausweg schaffen.[98] Der Begriff "Entwicklung" bezeichnet hierbei jedoch nicht Aspekte eines gesamtpersönlichen Niveaus von Reifungsprozessen, sondern *kognitive* Veränderungen.[99]

Die linguistisch orientierte Forschung konzentriert sich seit einigen Jahren insbesondere auf den Bereich der individuellen *Lesestrategien*. Scheerer-Neumann unterscheidet 6 dominante Strategien des Wortlesens:[100]

1. Das Erkennen von Symbolen ist der erste Schritt des Lesens. Dabei erkennen viele Kinder die Buchstaben zunächst nur im Kontextfluß (z. B. FANTA auf einer Fantaflasche).

2. Eine zweite Stufe des Lesens ist die ganzheitliche Worterkennung ohne lautliche Komponenten. Kinder entwickeln oft erstaunliche Fähigkeiten, Wörter als Ganzes zu erkennen, ohne die lautlichen Komponenten zu unterscheiden oder andere visuelle Wortmerkmale einzusetzen. Ähnlich wie bei einem Memory-Spiel nutzen sie einzelne Buchstaben, andere Merkmale der Wörter oder sogar den bildlichen Kontext, um sich an Wörter bzw. Bilder zu erinnern.

---

[97] Vgl.Scheerer-Neumann, Rechtschreibschwäche, S. 25.
[98] Vgl. Sonja Schippel: Einzelförderung im Klassenverband, in Grundschule 4/1995, S. 20-21, hier S. 20.
[99] Vgl. Scheerer-Neumann, Rechtschreibschwäche, S. 26.
[100] Vgl. Gerheid Scheerer-Neumann: Leseanalyse und Leseförderung: ein Tandem, in: Grundschule 4/1995, S. 9-12, hier S. 11; vgl. Renate Valtin: Schwierigkeiten beim Schriftspracherwerb. In: LRS in den Klassen 1-10, Band 2: Schulische Förderung und außerschulische Therapien. Weinheim und Basel: Beltz, 2000, S. 48-69, hier S. 60.

3. Auch bei der dritten Lesestrategie, die Scheerer-Neumann als "Über-gangsstrategie klassifiziert, besteht ein starker Kontexteinfluß: das Er-lesen des oder der Anfangsbuchstaben und das Erkennen einzelner Wortmerkmale (Phoneme).

4. Erst in der vierten Stufe des Lesenlernens wird der Kontext weniger wichtig. Kinder beginnen in dieser Phase "synthetisch" zu lesen, d. h. sie erkennen einzelne Grapheme und setzen sie zusammen. Der Wort-sinn wird oft erst nach dem Erlesen erkannt.

5. Die fünfte Stufe wird als vollständiges Erlesen bezeichnet, in der das Kind mit größeren Einheiten (Silben und Morpheme) umgehen kann.

6. Als sechste Stufe wird schließlich die Kombination der fünften Stufe mit der direkten Erkennung einzelner Wörter verstanden. Gute Leser beherrschen sowohl die semantische Ebene der Worterkennung mit Hilfe der Kontextnutzung wie die syntaktische Strategie der genauen Worterkennung.

Scheerer-Neumann versteht dieses Stufenmodell nicht als "normorien-tiertes Phasenmodell" sondern eher als "grobes Raster", mit dem die Leh-rerin erkennen kann, auf welcher Stufe der Leseentwicklung ein Kind sich befindet. Die Förderung schwacher Leser sollte sich jedoch nicht auf den technischen Vorgang formaler Übungen beschränken, die den Zugang zu einer höheren Entwicklungsstufe ermöglichen. Eine andere Autorin for-dert daher, dass beim Lesenlernen als oberste Zielsetzung immer die Handlungs-, Kommunikations- und Interaktions- sowie die Informations-und Erlebnisfunktion stehen sollten.[101] Wörter und Inhalte sollten aus der Lebensumwelt des Schülers stammen. Sinnlose Silben oder "Wörterlei-chen" gilt es zu vermeiden.[102]

Die Übungen sollten den Kindern die Erfahrung vermitteln, dass Lesen Spaß macht, weil es dazu verhilft, die Lebensumwelt besser zu verstehen. Wortinhalte, die keinen Bezug zum Kind haben, demotivieren den Le-ser.[103]

Das linguistisch orientierte Entwicklungsmodell von Valtin, Scheerer-Neumann, Brügelmann u. a. hat eine kognitive Perspektive. Der Lernende soll zu einer "gedanklichen Klarheit gelangen über die Funktion und den

---

[101] Vgl. Hildegard Roosen: Wo ist der Weg aus dem Buchstabenwald? In: Grundschule 4/1995, S. 14-16, hier S. 16.

[102] Vgl. Renate Valtin und Ingrid Naegele: Lesen lernt man nur durch Lesen (sinnvoller Texte), in: Naegele/Valtin (Hrsg.); LRS in den Klassen 1-10, S. 140-143, hier S. 141.

[103] Vgl. Naegele/Valtin, Lesen, S. 141.

Aufbau der Schrift".[104] Da solche Einsichten stufenweise erworben werden, gehen die Autoren von einem Entwicklungsprozess aus. Fördermaßnahmen sollen jeweils so gestaltet werden, dass die nächste Phase erreicht wird.[105]

Valtin unterscheidet eine Vorstufe und 5 Phasen des Schreibenlernens:[106] Es handelt sich um ein Stufenmodell des Rechtschreibens, welches Unterscheidungskriterien für die Leistungen von Spontanschreibern, "normal" lernenden Kindern und lese- sowie rechtschreibschwachen Kindern liefern soll. Diesem Modell liegt die Annahme zugrunde, dass die Lernenden sich vor allem zwei Erkenntnisse zu Eigen machen müssen: das *Wortkonzept*, d. h. dass ein Satz aus Redeteilen - Wörtern - besteht, die daran erkennbar sind, dass zwischen ihnen Leerschritte sind und das *Lautprinzip* (Phonembewusstsein), d. h. dass alle Wörter sich in lautliche Segmente zerlegen lassen.[107] Verlesungen von Kindern geben Aufschluss darüber, welche individuellen Schreibstrategien sie verfolgen bzw., welche Informationen eines Textes sie verarbeiten (und welche sie "übersehen"). Die individuellen Differenzen im Lesen zeigen, dass einige Kinder Schwierigkeiten in der Wortidentifikation haben, Wörter nicht korrekt zu segmentieren vermögen oder syntaktische und semantische Feinheiten des Textes nicht erkennen.[108]

- Dreijährige beginnen damit, das Schreiben von Erwachsenen zu imitieren, indem sie buchstabenähnliche Kritzeleien aufs Papier bringen. In dieser *Kritzelstufe* versuchen sie, die Schreibbewegungen nachzuahmen, die sie bei älteren Geschwistern oder Erwachsenen beobachten. Die malähnlichen Übungen auf dem Papier erfolgen meist ohne die Einsicht in den kommunikativen Charakter der Schrift.

- Es folgt eine Phase des Malens einzelner *Buchstaben*, die zwar korrekt wiedergegeben werden, deren Aneinanderreihung aber lediglich Pseudo-Wörter ergibt.

- In der zweiten Phase erfolgen *skelettartige Schreibübungen*. Kernlaute eines Wortes werden erkannt und niedergeschrieben, z. B. VOG für Vogel oder FST für Faust.

---

[104] Valtin, Funktionsmodell, S. 182.
[105] Vgl. Scheerer-Neumann, Leseanalyse, S. 9.
[106] Vgl. Valtin, Funktionsmodell, S. 183.
[107] Vgl. Renate Valtin: Schriftspracherwerb als Entwicklungsprozess, in: Grundschule 12/1988, S. 12-16, hier S. 13.
[108] Vgl. Valtin, Funktionsmodell, S. 182.

- Allmählich beginnen Kinder, *Laute so zu schreiben, wie sie sprechen*. Für das "und" kann je nach Lautformung auch mal ein "ont" stehen, für das "ein" das "ain". Die Lautierung des "ch" scheint besondere Schwierigkeiten zu machen, so dass das Wort "ich" gelegentlich als "esch" geschrieben wird."

- *Erkennen orthografischer Besonderheiten.* In dieser Phase kommt Kindern zum Bewusstsein, dass es zahlreiche Abweichungen und Sonderregelungen der Rechtschreibung gibt, die mit den Lautierungsvorschriften nicht immer übereinstimmen, wie bei "Vater". Wenn sie die Abweichungen auf andere Wörter anwenden, wie bei "er *v*ragt" oder mi*er* (mir), müssen sie erneut auf die Unregelmäßigkeit mancher Schreibweisen hingewiesen werden. Den Kindern dies allerdings als Fehler anzulasten, kann nur Erwachsenen einfallen, denen der Gebrauch der Sprache zur Gewohnheit geworden ist, ohne dass sie die Herleitung einzelner Besonderheiten immer auch begründen könnten. Es ist daher typisch für die Fehlhaltung Erwachsener Kindern gegenüber, diesen in dieser Phase anzuraten, Sprachbesonderheiten als "Muster" zu erkennen und zu lernen, wie Valtin an dieser Stelle vorschlägt. Will man das Sprachverständnis lebendig erhalten, muss auch die Herkunft und die Berechtigung von sprachlichen Abweichungen in einer der Welt des Kindes verständlichen Form geklärt werden. (Vgl. das Beispiel "Alex" von Barbara Kochan, S. 31).

- *Die entwickelte Schreibfähigkeit.*

3.1.2 Zusammenfassung und Kritik

Zusammenfassend kann man feststellen, dass der entwicklungsorientierte Ansatz den Prozess des Spracherwerbs als *Lernprozess* in den Vordergrund stellt und mit einer Phasentheorie verknüpft, um auf diese Weise Kriterien zu entwickeln, die den entwicklungsspezifischen Rückstand von LRS-Kindern feststellen und ein auf den Einzelfall bezogenes lerntheoretisches und sprachbezogenes Förderungsprogramm vorzuschlagen. Das Entwicklungsmodell markiert gegenüber dem Konzept der Funktionsschwächen in doppelter Hinsicht einen Fortschritt: es stellt dem körperbezogenen Ansatz einen *geistigen Lernprozess* gegenüber und es ist unmittelbar auf die Sprache bezogen statt auf sensorische Funktionen, deren Bezug zum Lesen und Schreiben zwar vorhanden sein (Augen, Ohren, differenzierte Wahrnehmung), aber als spezifische Ursache für Fehler der Rechtschreibung und des Lesens nicht nachgewiesen werden kann.

Aber auch der Entwicklungsansatz erfüllt nicht alle Voraussetzungen eines Konzeptes zur Erklärung von LRS, denn die Beschränkung auf Aspekte des Spracherwerbs drängt andere wichtige Verursachungsmomente, wie z. B. die emotionale Gestimmtheit, das sozialpsychologische Problem der Misserfolgserlebnisse und die oft kreative und eigenwillige Persönlichkeit von LRS-Kindern an den Rand. Auch der Aspekt des *Lernens in Phasen* ist nicht unproblematisch. Die meisten entwicklungsorientierten Autoren gehen dabei von dem Prinzip der *Passung* aus. Lernangebote sollen so organisiert werden, dass sie dem Fähigkeitsstand der Kinder in der jeweiligen Entwicklungsstufe angemessen sind. Solange ein dialektischer Prozess zwischen Lernangebot und Entwicklungsfähigkeit des Kindes angestrebt wird, kann es keine grundsätzlichen Einwände geben, denn ein Unterricht bzw. eine Didaktik, die eine offene Lernsituation schaffen, in welcher das Kind die Aufgabenbestimmung und das Material selbstbestimmt wählen kann, entspricht dem Grundsatz der Autonomie des Kindes. Problematisch wird die Phasentheorie jedoch, wenn umfangreiche diagnostische Instrumente zur Ermittlung der jeweiligen Kompetenz eines Kindes (Lösungsmuster, Lösungsstrategien, kognitive Denkstrukturen) eingesetzt werden sollen, um den Stand des Kindes zu messen und seinen Platz im Netzwerk des Curriculums festzuschreiben.[109]

Untersuchungsergebnisse des Hamburger Projekts "Kinder lernen (Recht) Schreiben" scheinen die These entwicklungsspezifischer Lesestrategien nicht zu stützen. Bei den 400 ab der ersten Klasse untersuchten Kindern ergab sich, dass gute Leser nicht durchgehend deshalb besser lernten, weil sie hinsichtlich einzelner Schriftsprachkomponenten im Vorteil waren. Umgekehrt ließen sich verzögerte oder gestörte Lernentwicklungen auch nicht überwiegend aus Defiziten in der Beherrschung von Komponenten der Schriftsprache wie Lautdifferenzierungsfähigkeit, Buchstabenkenntnis oder Gliederungsfähigkeit erklären.[110] Der Projektleiter interpretiert die Unterschiede als Verzögerung der *Gesamtentwicklung* von Kindern in ihrem sozialen Umfeld und weniger als eine kognitive Fehlleistung. Wenn schwache Leser und Rechtschreiber häufiger als andere zu Wortauslassungen und willkürlichen Schreibungen neigen, so kann dies seiner Auffassung nach auch aus dem Kontext der sozialen Interaktion als Vermeidungsverhalten bzw. als der Versuch des Kindes interpretiert wer-

---

[109] Vgl. W. Moog: Zur Analyse individueller Lernwege - Diagnostische Dialoge mit Kindern, in: Psychologie, Erziehung, Unterricht 38,1991, S. 123-132, hier S. 130.

[110] Vgl. Peter May: Kinder lernen Rechtschreiben: Gemeinsamkeiten und Unterschiede guter und schwacher Lerner, in: Brügelmann/Balhorn, Gehirn, S. 245-257, hier S. 246.

den, (Sprach)Kompetenz vorzutäuschen.[111] Es sei daher zunächst nicht kennzeichnend für schlechte Schreiber, dass sie zu viele Fehler machten, sondern im Gegenteil, dass sie das Schreiben zu vermeiden suchten anstatt sich dem Problem zu stellen, durch Übung ihre Leistungen zu verbessern. Kinder, die Schwierigkeiten in der Rechtschreibung haben, machen daher eher zu wenig Fehler - d. h. ihre mangelhafte Schreibfähigkeit resultiert z. T. aus der Tatsache, dass sie dem Schreiben ausweichen und deshalb keine Fehler machen können, aus denen sie lernen könnten.[112]

Der weit verbreiteten Ansicht, dass es gut für Kinder sei, keine Fehler zu machen, stellen Lerntheoretiker entgegen, dass es sich dabei um erste Lernschritte handelt. Es kann daher sogar ein Anzeichen für Fortschritte im Schriftspracherwerb sein, wenn bei einem Kind steigende Fehlerzahlen zu beobachten sind.[113] Aus diesem Grunde halten einige entwicklungsorientierte Pädagogen isolierte Fibel-Lehrgänge in der Grundschule für nicht geeignet. Diese fördern nach ihrer Ansicht das Einüben isolierter Teilfähigkeiten, bevorzugen eine Steuerung von außen statt dem Kind selbstbestimmtes Lernen zu ermöglichen, hemmen das Entdecken und generell die Aktivität des Kindes durch vorgeschriebene Lektionen, geben ein Zeitmaß bzw. das Tempo des Lernens für alle vor und betonen die Technik des Schreibens.[114]

3.2 Die Ingebrauchnahme von Schrift durch Kinder

Die herkömmliche Didaktik und die Förderung von LRS-Kindern gehen von dem Grundprinzip aus, Kinder von falschen Wortbildern, subjektiven Lesestrategien sowie fehlerhaften Lautierungen und Synthesen bei der Wort- und Satzbildung abzubringen und sie auf die richtige Schreibweise hinzulenken. Vom Kind wird ein Anpassungsprozess verlangt, generell begründet mit der nahe liegenden Argumentation, dass mit dem Rechtschreibprozess entscheidende Weichen für die Zukunft des Kindes gestellt werden. Diese Überlegungen folgen der Rationalität der Erwachsenen, die bestimmte Grundannahmen nicht mehr hinterfragt. Kinder entwickeln jedoch ihre eigene Logik, in welcher viele Elemente wiederaufle-

---

[111] Vgl. May, Kinder, S. 252.
[112] Vgl. May, Kinder, S. 253.
[113] Vgl. G. Spitta: Kinder entdecken die Schriftsprache. Lehrer bzw. Lehrerinnen beobachten Sprachlernprozesse, in: R. Valtin und I. Naegele (Hrsg.): Schreiben ist wichtig, Frankfurt am Main: Arbeitskreis Grundschule, 1986, S. 67-83, hier S. 72.
[114] Vgl. G. Spitta: Kinder schreiben eigene Texte: Klasse 1 und 2, Frankfurt am Main: Scriptor, 1988 (2.), S. 14.

ben, die Erwachsene abgelegt, vergessen oder verdrängt haben. Bei der Beschäftigung mit der kindlichen Logik sollte der Erwachsene sich seiner Aufgabe bewusst sein, dem Kind mit überzeugenden Argumenten und nicht mit mechanischem Training, Muss-Vorschriften oder selektiven Maßnahmen zu begegnen. Im Mittelpunkt einer gleichberechtigten Auseinandersetzung mit der fehlerhaften Rechtschreibung des Kindes sollte das Bemühen des Kindes stehen, mit seiner eigenen Schreibweise eine Logik aufzubauen.[115]

3.2.1 Kindliche Intuition im Schreibprozess

Das Chaos in zahlreichen Schreibungen von LRS-Kindern hat oft "Methode". Kinder haben nicht selten geheime selbst konstruierte Regeln und Schreib-Vorlieben, von denen sie nicht einfach deshalb ablassen, weil ein Erwachsener es von ihnen verlangt. Sie tun ja auch sonst nicht alles, was Erwachsene wollen, sie haben ihren "eigenen Kopf." Barbara Kochan vertritt daher die Ansicht, dass die kognitive Auseinandersetzung des Kindes mit der Sprache für das Kind den Angelpunkt seiner Motivation und damit das Kernproblem der Sprachaneignung darstellt.[116] Sie hat sich über längere Zeit mit einem offensichtlich geistig sehr regen Jungen, Alex, beschäftigt, der ein - im Sinne der deutschen Orthographie - schlechter Schreiber war. Dieser Meinung war er selbst allerdings nicht! Er gab sich voller Selbstbewusstsein und weigerte sich beharrlich, Rechtschreib-Vorschriften zu übernehmen, die ihm nicht einleuchteten.[117] Ein gutes Beispiel seines Gespürs für richtiges Schreiben war die Auseinandersetzung über das "ä" in dem Verb "sprechen". Alex vertrat die nicht unvernünftige Meinung, dass dort ein "ä" stehen müsste, weil "sprechen" von "Sprache" komme und dort ein "a" drin sei, das wie bei "Rache" und "rächen" angeglichen werden müsse. Der Hinweis, dass dies zwar logisch erscheine, der Duden aber ein "e" vorschreibe, überzeugte Alex nicht. Er wollte Gründe für die offensichtliche "Regelwidrigkeit" des Dudens hören.

Es handelte sich um einen entscheidenden Punkt. Wie sollte sich der/die Erwachsene verhalten. Sollte man von dem Kind verlangen, sich der Duden-Vorschrift zu beugen? Das hätte eine Abwertung der an sich vernünftigen Gedankengänge bedeutet. Wie sollte die Schreibweise als "Fehler" begründet werden, wenn der Fehler doch eher auf Seiten des Dudens lag,

---

[115] Vgl. Barbara Kochan: Kann Alex aus seinen Rechtschreibfehlern lernen? In: Balhorn/ Brügelmann (Hrsg.), Welten der Schrift, S. 136-147, hier S. 137.

[116] Vgl. Kochan, Alex, S. 137.

[117] Vgl. Barbara Kochan: Der Computer als Schreibwerkzeug für LRS-Kinder, in: Naegele/Valtin (Hrsg.); LRS in den Klassen 1-10, S. 106-112, hier S. 107.

der eine Abweichung von einer dem Kind verständlichen Regel verlangte. Die LRS-Forscherin Kochan, der Alex bei der Durchführung einer fehleranalytischen Studie aufgefallen war und die sich mit ihm beschäftigte, schlug in dieser Situation vor, der Duden-Redaktion einen Brief zu schreiben und um Lösung des sprachlichen Problems zu bitten. Alex machte bei dieser Gelegenheit mit dem Computer Bekanntschaft, dessen Möglichkeiten ihn beeindruckten.

Die Auskunft fiel unbefriedigend aus. Das "e" in "sprechen" wurde auf die Beibehaltung einer mittelhochdeutschen Schreibweise zurückgeführt, für die es sonst keine Regel gibt. Alex war damit nicht einverstanden und wollte diese "Vorschrift" nicht anerkennen. Das Fehlersuchen, Experimentieren und Theoretisieren wurde bald seine Lieblingsbeschäftigung. Als Kochan ihm nach einiger Zeit wieder begegnete, waren jedoch einige Erkenntnisse, die er in Gesprächen entwickelt hatte, wieder vergessen. Bei dieser Begegnung schrieb er jedoch in einem "Gutachten" über seine Stofftiere statt des "ch" ein "r". Auch bei "machen" benutzte er die artikularische Strategie, indem er ein "r" für das "ch" setzte, obwohl er im Verlaufe seiner vier Schuljahre das Wort häufig geübt und es in Berichtigungen vielfach richtig geschrieben hatte. Welche Schlussfolgerungen ergeben sich aus dieser widersprüchlichen Tatsache?

- Fehler machen allein - und darüber zu theoretisieren - bringt nicht automatisch eine Änderung der Schreibweise mit sich. Auch die Information: "das ist richtig" oder "das ist falsch" führt nicht dazu, dass aus Fehlern gelernt wird.

- Kochan folgert daraus, dass ein Lernen aus Fehlern nur erfolgreich ist, wenn die mit den Fehlern verbundenen "Theorien" des Kindes verändert werden.[118]

1990 hat Kochan diesen kognitiven Ansatz aufgrund empirischer Ergebnisse in den USA zu einem "ökologischen" Konzept erweitert: Das Kind ist stets Subjekt seines Handelns, auch beim Schriftspracherwerb.[119] Das Kind muss nicht instruiert und zum Schreiber oder Leser gemacht werden, sondern es handelt auf der Basis seiner Vorkenntnisse und seines Weltverständnisses. Dabei kann eine entsprechende Lernumgebung wesentliche Hilfen bieten, sofern sie den selbst bestimmten Gebrauch der Schrift durch die Lernenden unterstützt.[120]

---

[118] Vgl. Kochan, Alex, S. 138.
[119] Vgl. Barbara Kochan: Von der Untersuchung des "Lernens durch Instruktion" zur Untersuchung des "Lernens durch Gebrauch", in: Brügelmann/Balhorn, Gehirn, S. 231-234, hier S. 232.
[120] Vgl. Kochan, Untersuchung, S. 232.

3.2.2 Zusammenfassung und Kritik

Der Aspekt: Lernen durch Ingebrauchnahme der Schrift für eigene Bedürfnisse, Wünsche und Ziele führt zu einem Perspektivenwechsel. Im Mittelpunkt des didaktischen Umdenkens stehen nicht mehr Teilfähigkeiten oder Kompetenzen des Kindes als Ziele des Lehrenden, d. h. Unterrichtsanforderungen und Aufgabenstellungen an den Schüler, sondern die *subjektiven* Handlungsziele des Lernenden selbst.[121] Dieses Konzept fördert die aktive geistige Auseinandersetzung des Lernenden mit seiner schriftsprachlichen Alltagsumwelt und kann daher auch für andere Lebensbereiche wirksam werden. Kritisch ist jedoch zu bemerken, dass es überwiegend die geistig besonders regen Kinder sein werden, die Gefallen an sprachlichen Erkundungen ihrer Lebensumwelt und an kognitiven Denkspielen haben. Kinder, die aus anregungsarmen Familien kommen, die stumm, geistesabwesend oder gehemmt sind, müssen zunächst die Erfahrung der Zuneigung machen, um ihr gestörtes Verhältnis zur sprachlichen Kommunikation zu verändern.

3.3 Einzelfallschilderungen

Kinder sind auch im Sprachgebrauch Individuen, die ihren eigenen Weg suchen. Die bereits erwähnte Studie von Peter May ist auch deshalb interessant, weil sie auf der Basis empirischer Untersuchungen den Bezugsrahmen subjektiver Empfindungen herausfiltert. May interpretiert willkürliche Verschreibungen von Kindern z. B aus der Sicht der Kinder als "empfundene Not", angesichts der Fortschritte der Mitschüler, auch etwas zu Papier zu bringen. Die häufig anzutreffenden Pseudoschreibungen können daher auch als eine Art *"Notfallreaktion"* interpretiert werden: "Das Kind traut sich die Lösung des Problems nicht zu, weiß auch, dass die Aufgabe eine hohe Bedeutung hat, und versucht nun, eine Art von Gewaltlösung."[122] Rechtschreibschwache Kinder versuchen aus dem gleichen Motiv, Wörter mit irgendwelchen zusätzlichen Elementen aufzufüllen, um den Anschein zu erwecken, sie hätten etwas geschrieben, was gleich lang aussieht wie das Wort. Entsprechend können Wortauslassungen bei Kindern als ein *Ausweichverhalten* interpretiert werden, wenn sie mit längeren oder schwierigeren Wörtern konfrontiert werden. Es handelt sich hier offensichtlich nicht ausschließlich um kognitive Probleme, sondern um Verhaltensstile der Kinder.

---

[121] Vgl. Kochan, Untersuchung, S. 233.
[122] May, Kinder, S. 253.

May zieht daraus die Schlussfolgerung, dass rechtschreibschwache Kinder neben einer erheblich längeren Lernzeit auch Hilfen benötigen, mit denen sie ihr Problemlösungsverhalten ändern können. Das Vertrauen in die eigene Handlungsfähigkeit in schwierigen und unsicheren Situationen ist eine wichtige Voraussetzung bei der Lösung schriftsprachlicher Probleme. Es handelt sich, wie May richtig konstatiert, um Persönlichkeitsmerkmale, die bei sehr verschiedenen Aufgaben den Erfolg entscheidend beeinflussen können. [123] Das Lesen und Schreiben ist für Kinder ein wichtiges Feld, auf dem sie ihr Problemlösungsverhalten entwickeln oder stärken können. Dazu ist es hilfreich, ihre Strategien ernst zunehmen, sich mit ihnen auseinanderzusetzen, sie zu bestätigen und zu ermutigen, damit sie die Korrektur von Fehlern als eigene Leistung und nicht als Anpassung an die Autorität des Lehrers einordnen lernen. "Aus Fehlern lernen" ist daher eine wichtige Devise der LRS-Förderung geworden. [124] Es gibt zahlreiche Einzelfallschilderungen, welche die These Mays stützen, dass es oft "gesamtpersönliche" Dispositionen sind, die zu einer Verbesserung des Lesens und Schreibens führen und kognitive Entwicklungsschritte zur Folge haben können.

3.3.1 Isabel, eine begeistert Ganzwortleserin - schwach in der Synthese

Scheerer-Neumann berichtet von Isabel, einem multikulturell aufgewachsenen Mädchen, das im ersten Schuljahr fast fehlerlos Seiten ihrer Fibel vorlesen konnte und dies mit großer Begeisterung tat. Eine Überprüfung ihrer Lesefähigkeiten ergab jedoch, dass sie selbst einfache Konsonant-Vokal-Silben nicht richtig bilden und verbinden konnte. [125] Das Geheimnis ihres Erfolges lag darin, dass sie eine hervorragende logographische Strategin war, d. h. sie nutzte verschiedene Merkmale der Wörter, um sie ganzheitlich zu identifizieren. Nachdem Isabel auf ihre fehlerhafte Lesestrategie aufmerksam gemacht worden war, lernte sie "richtig" Lesen. Durch Übungen brachte es das Mädchen soweit, dass sie am Ende des Schuljahres einfache Texte lesen konnte. Sie musste jedoch das Schuljahr wiederholen. Überraschenderweise fiel sie in der Wiederholungsklasse jedoch wieder in ihre Strategie des ganzheitlichen Lesens - und wieder

---

[123] Vgl. Peter May: Lesenlernen als Problemlösen, in: Balhorn/Brügelmann, Welten der Schrift, S. 92-102, hier S. 102.

[124] Vgl. May, Kinder, S. 251; vgl. Gerheid Scheerer-Neumann: Sa:Sä:tä:1 Sattel: Leseprotokolle unter der Lupe, in: Brügelmann/Balhorn, Gehirn, S. 258- 265, hier S. 265, u.a.

[125] Vgl. Scheerer-Neumann, Leseanalyse, S. 9.

zeige sie große Begeisterung beim Lesen. Scheerer-Neumann folgert, dass Isabel sich offensichtlich nie von ihrer *persönlichen Lesestrategie* getrennt hatte und die Übungen nur als Anweisungen verstand. Später lernte Isabel recht gut Lesen. Das hartnäckige Festhalten an ihrer "bewährten" Lesemethode war wesentlich durch Erfolgserlebnisse motiviert. Erst als ihr klar wurde, dass sie mit dem genauen Lesen langfristig mehr Erfolg haben würde, "sattelte sie um". Wie der spätere Leserfolg zustande gekommen ist, bleibt das Geheimnis von Isabel. Scheerer-Neumann interpretiert die Veränderungen mit Leseförderungen, d. h. *kognitivistisch*. Genauso gut kann man vermuten, dass Isabel erst dann von ihrer persönlichen Lesestrategie abließ, als ihr klar wurde, dass sie ein drittes Mal nicht mehr mit ihrer Methode durchkommen, d. h. keinen Erfolg mehr haben würde.

3.3.2 Florian, Misserfolgsängste hemmen sein Lerntempo

Andere Beispiele weisen in eine ähnliche Richtung. Rosemarie Portmann berichtete von <u>Florian</u>, dem langsamsten und schlechtesten Leser seiner Klasse. Wenn er dran war, zeigte es sich, dass er alle behandelten Wörter lesen konnte, allerdings sehr langsam und überartikuliert.[126] Seine Langsamkeit war ihm jedoch unangenehm und er hörte nach kurzer Zeit auf. Als die Lehrerin "auf Tempo" machen wollte, reagierte Florian "aufsässig", d. h. er füllte sein Blatt schnell aus - aber falsch. Dabei lächelte er leicht. Als sich die Lehrerin ihm persönlich zuwandte, bewies er ihr, dass er die Aufgabe lösen konnte. In einem anschließenden Gespräch beklagte sich Florian darüber, dass alles immer schnell gehen müsse. Er könne das Wort "schnell" schon nicht mehr leiden. Zu seinem Fehlverhalten bei der Tempoaufgabe äußerte er sich pfiffig: "wenn die mich ärgert, ärgere ich sie auch". Er hatte auch bereits eine Weltanschauung, mit welcher er sein Problem relativierte: Er wolle gar nicht Lesen lernen, denn in den Geschäften können man ja sehen, was man kaufen wolle.[127]

Hier ist ganz auffällig, dass es Florian in erster Linie um sein *Selbstbewusstsein* geht. Wenn die Lehrerin schimpft oder auf Tempo geht, steht er als Versager da. Das will er nicht. Lieber verzichtet er (theoretisch) auf das Lesen, um dem Risiko zu entgehen, eine Kränkung seines Selbstbewusstseins hinnehmen zu müssen. Was Florian offensichtlich fehlt, ist die Erkenntnis, dass Lesen und Schreiben wichtig sind, um sich zu informieren und sich mitzuteilen. Diese Einsicht kann er nur entwickeln, wenn ihm

---

[126] Vgl. Rosemarie Portmann: Förderdiagnostik beim Lesen, Schreiben, Rechtschreiben, in: Naegele/Valtin (Hrsg.); LRS in den Klassen 1-10, S. 17-19, hier S. 18.

[127] Vgl. Portmann, Förderdiagnostik, S. 18.

die Bedeutung der Sprache klar wird. Florian muss *motiviert* werden zum richtigen Lesen und Schreiben. Bei diesem Beispiel wird die persönliche Strategie von Florian deutlich, aus seiner Schwäche zeitweise eine Stärke zu machen, indem er Erwachsene zwingt, sich mit ihm zu beschäftigen. Als "Belohnung" zeigt er ihnen, dass er auch Lesen und Rechtschreiben kann. Auch dieses Beispiel weist in die gesamtpersönliche Richtung.

3.3.3 Jens braucht Zuneigung

Heide Niemann schilderte ihre Erfahrungen mit <u>Jens</u>, der in den Förderstunden "richtig auflebte", weil er die *Zuneigung der Förderlehrerin* brauchte.[128] Jens zeigte ein unruhiges und hippeliges Verhalten und versucht in den Förderstunden mit Kaspern und Gossenausdrücken auf sich aufmerksam zu machen. Seine Familiensituation wird als "äußerst anregungsarm" charakterisiert. Die erste Klasse musste er aufgrund seiner schwachen Lese- und Rechtschreibleistungen wiederholen. Bald zeigten sich Qualitäten des Jungen. Er war ein konzentrierter und aufmerksamer Zuhörer, wenn vorgelesen wurde. Bereitwillig und unaufgefordert übernahm er kleine Dienste im Klassenzimmer und ordnete besonders gern die Büchertische nach persönlichen Vorlieben. Er zeichnete gern Bilder von Tieren, Menschen und Figuren, die in Bewegung waren. Dabei gelangen ihm ausdrucksstarke und lebendige Bilder. Den Lesekasten benutzte er erfolgreich. Seine eigenwillige Schreibhaltung behielt er lange bei: den Kopf auf den linken Unterarm gelegt und das Heft schräg vor sich.

Die Leseleistungen von Jens wurden in der 2. und 3. Klasse immer besser. Er sprang gern ein, wenn andere Kinder beim Lesen stockten. Auf Lob reagierte er verlegen. Schreiben bedeutete für ihn bis zum 3. Schuljahr: abschreiben. Oft schrieb er ganze Seiten aus Büchern ab, die ihm gefielen. Da er in allem sehr gründlich war, tauchten dabei nur wenig Fehler auf. Seine besondere Fähigkeit lag jedoch im künstlerischen Ausdruck. Das gemeinsame Lesen eines spannenden Buches in der 3. Klasse motivierte die meisten Schüler, ein eigenes Buch herzustellen. Jens jedoch malte ein Bild, in welchem er die zahlreichen Gegenstände einfach beschriftete. Eine Detektivgeschichte setzte er ebenfalls zu einer sehr lebendigen Zeichnung um, wobei er völlig auf Text verzichtete. Nach den Sommerferien in der 4. Klasse hatte Jens offensichtlich einen Sprung gemacht. Er setzte sich allein an den Tisch und begann eine lebendige Geschichte zu schreiben, die nach zwei Tagen fertig war. Dabei unterliefen ihm nach wie vor zahlreiche Rechtschreibfehler.

---

[128] Vgl. Heide Niemann: Jens, in: Balhorn/Brügelmann (Hrsg.), Welten der Schrift, S. 179-183.

Die Lehrerin, Heide Niemann, gesteht in ihrem Resümee, dass sie nicht so recht erklären könne, wie Jens lesen gelernt habe. Mit der Fibel und dem vorgeschriebenen Lehrgang machte er keine Fortschritte. Er hat viele Stunden in der Schule damit verbracht, sich Bücher anzusehen. Was mag dabei in ihm vorgegangen sein? Auch in seiner freien Zeit las er gern in Büchern, wobei "lesen" bei ihm oft bedeutete, die Bücher nur durchzublättern. Als er die Erfahrung machte, dass er erste Seiten eines Buches selbständig lesen konnte, wurde er zu einem begeisterten Leser. Diese Erfahrung zeigt, dass ein Kind wie Jens, das lieber malt als schreibt, in der Schule viel Raum braucht, um seine Leselust zu entdecken. In einem Unterricht, der streng nach der Fibel vorgegangen wäre, hätte er sich vermutlich bald als "typisches" LRS-Kind entwickelt. So gelang es ihm jedoch, ohne das Misserfolgserlebnis des Nachhinkens seine Malqualitäten beizubehalten und erst relativ spät - in der 3. und 4. Klasse - seine Freude am Lesen zu entdecken.

3.3.4 Oliver versteht den Sinn der Wörter nicht

Gabriele Rabkin und Peter May haben das Einzelfallbeispiel mit <u>Oliver</u> veröffentlicht, der ein "ungünstiges Problemlösungsverhalten" an den Tag legte, sich bemühte, sich möglichst schnell aus der Affäre zu ziehen, dann aber die Schriftsprache als ein Medium entdeckte, um sich mitzuteilen.[129] Olivers Sprachverhalten war weniger entwickelt als das seiner Altersgruppe. Er hatte einen geringen Wortschatz und machte viele grammatikalische Fehler. Seine Buchstabenkenntnis war mangelhaft. Die Synthese von Lautierungen gelang ihm zumindest bei schwierigeren Aufgaben nicht. Bei allen neuen Aufgaben blockierte er sofort: Beim Erlesen neuer Wörter machte er lieber gar nicht erst mit, und Spontanschreiben war überhaupt nicht seine Sache. Stattdessen verlegte er sich oft auf aggressive Verhaltensweisen, warf schon mal einen Stuhl um, gefiel sich in einem "Minirockerverhalten" und erreichte es nicht selten, dass er vom Unterricht befreit werden musste.[130]

Die Bedeutung der Schrift war Oliver offensichtlich nicht klar. Die Autoren haben das Protokoll einer Leseübung mit dem Satz ("Nimm dir ein Stück [Schokolade]") vorgelegt, aus dem hervorgeht, dass Oliver sehr mühsam Buchstaben und Wörter er las, ohne den Sinn zu verstehen. Er zog sich daher auch gern aus der Affäre, wobei er nicht selten eine Gewaltlösung (Stuhl umwerfen o. ä.) bevorzugte. Diese körperliche "Explo-

---

[129] Vgl. Gabriele Rabkin und Peter May: Oliver findet seinen Weg in die Welt der Schrift, in: Naegele/Valtin (Hrsg.); LRS in den Klassen 1-10, S. 58-65.
[130] Vgl. Rabkin/May, Oliver, S. 59.

sion" zeigte, wie angespannt und innerlich erregt Oliver beim Lesen war. Ähnlich verhielt er sich beim Schreiben. Nach anfänglich richtiger Schreibung wich er auf "Pseudowörter" aus, d. h. er tat so, als ob er schrieb.

Bei der Untersuchung der Familiensituation ergab sich, dass der Vater in seiner Jugend sehr schlechte Erfahrungen mit dem Schulbesuch gemacht hatte (häufiger Schulwechsel) und zum Schluss auf eine Sonderschule verwiesen wurde. Er zeigte große Schwierigkeiten beim Erlernen der Schriftsprache und meidet auch heute noch den schriftlichen Ausdruck. Ihn belastet dieses Problem sehr. Da er kaum liest oder schreibt hat Oliver in der Familie kein Vorbild für den Schriftspracherwerb erlebt und wurde nicht neugierig auf die geschriebene Sprache. In seinem Zimmer befanden sich kein Buch und keine Zeitschrift. Als erstes Ziel der Förderung wurde daher beschlossen, Oliver neugierig auf die Welt der Schrift zu machen, wobei man von der Schriftvielfalt in der unmittelbaren Umgebung ausging.

Die große Aufmerksamkeit, die Oliver zuteil wurde, weckte offensichtlich in ihm den Wunsch, sich hartnäckiger als bisher mit der Schriftsprache zu befassen. Er besorgte sich nach anfänglichem Sträuben selbst ein großes Schreibheft, in das er oft stundenlang aus Büchern in Schreibschrift abschrieb. Dabei verstand er zunächst den Sinn der Buchstaben während des Abmalens nicht. Da er aber sehr hartnäckig bei der Sache war (seinen Namen malte er z. B. 27 mal ab!), begann er, Regelmäßigkeiten zu entdecken, Besonderheiten zu beachten und Einsichten in die phonemische Verschriftung zu entwickeln.[131] Im Laufe des Jahres erkannte er offensichtlich den Wert der (mündlichen) Sprache für die Mitteilung. Er berichtete zu Hause häufiger als früher von Erlebnissen in der Schule. Insgesamt wurde sein Verhalten freier und selbstbewusster.

3.3.5 André ist überfordert

Sonja Schippel schildert ihre Arbeit mit André, der sie anfänglich durch *Auswendiglernen der Fibeltexte* täuschte und Wörter erriet, bis sie erkannte, dass André diese Verhaltensweisen u. a. an den Tag legte, weil sie eine *wichtige Bezugsperson* für den Jungen war.[132] André schrieb in der Skelettschreibweise, d. h. er orientierte sich an prägnanten Lauten des Wortes und schrieb das Wort danach. Dabei unterliefen ihm jedoch zahlreiche Reversionen, d. h. er vertauschte oft die Buchstaben d-b, p-g und h. Auch

---

[131] Vgl. Rabkin/May, Oliver, S. 64.

[132] Vgl. Sonja Schippel: Einzelförderung im Klassenverband, in: Grundschule 4/1995, S. 20-21, hier S. 20.

andere Schüler machten diese Fehler, aber André fiel deutlich hinter das Niveau und das Tempo der Klasse zurück, so dass er in eine gesonderte LRS-Klasse eingewiesen werden sollte. Die Lehrerin entschied sich spontan mit Einvernehmen der Mutter, ihn in der Klasse zu behalten und eine individuelle Arbeit mit ihm durchzuführen, bei welcher er nach einem nur auf ihn zugeschnittenen Zeitplan Buchstabe für Buchstabe und Wort für Wort eines kleinen Textes durcharbeitete. Diese Übungen wurden durch lustige Spiele aufgelockert.

Während die Klasse bereits zum inneren Sprechen übergegangen war, blieb André beim hörbaren Lautieren der Worte. Einen Durchbruch erzielte er durch die Methode des kommentierenden Sprechens nach Heiko Balhorn[133]. Durch diese Methode gelang es André, seine Schreib-wie-du-sprichst-Strategie allmählich zu überwinden und orthografische Gesetzmäßigkeiten zu erkennen.[134] Ein weiterer Schritt erfolgte, als die Lehrerin erkannte, dass der schwache Leser André mit dem Lesen eines Buches überfordert war und gleichzeitig daran litt, nicht zu denen zu gehören, die Bücher bereits lesen konnten. Die Lehrerin half ihm aus dieser Klemme, indem sie Bilderbücher nochmals für André umschrieb. Das war für ihn ein großes Erfolgserlebnis. Auf eine Deutschnote durfte die Lehrerin mit Billigung der Schulbehörde - und mit Billigung der Klasse! - bei André verzichten. Es kamen weitere Erfolgserlebnisse hinzu, da André nicht unter Zeitdruck stand. Der Junge besucht mittlerweile die vierte Klasse und liest besser als mancher seiner Klassenkameraden. Die Lehrerin schließt ihren Bericht mit dem Resümé: "André ist normal entwickelt! Er hat nur mehr Zeit gebraucht als seine Mitschüler, und er hat eine Lehrerin gebraucht, die ihm diese Zeit einräumte."[135]

3.3.6 Zusammenfassung und Kritik

Zusammenfassend kann man feststellen, dass die Beobachtung von Einzelfällen zahlreiche individuelle Varianten bei der Verarbeitung von Misserfolgserlebnissen im Lesen und Schreiben offen legen konnte. Es gibt danach offensichtlich keinen "Königsweg", fehlerhafte persönliche Strategien im Schriftspracherwerb zu korrigieren. Die Beispiele zeigen sehr deutlich, dass Kinder aufgrund persönlicher Erfahrungen mit Wörtern unterschiedliche Wege einschlagen, um im Lesen und Rechtschreiben zum Erfolg zu kommen. Die These des kognitiven Ansatzes scheint in einigen

---

[133] Vgl. Heiko Balhorn: Rechtschreibwissen in Kinderköpfen, in: Grundschule 1/1995, S. 15-18 (Teil 1) und Grundschule 2/1995, S. 58-60 (Teil 2).
[134] Vgl. Schippel, Einzelförderung, S. 21.
[135] Vgl. Schippel. Einzelförderung, S. 21.

Fällen zu bestätigen, dass Kinder erst durch die Ingebrauchname von Schrift Neigungen entwickeln, sich intensiver mit Wörtern zu befassen. Die Überwindung von LRS-Symptomen bleibt in vielen Fällen das Geheimnis der Kinder, weil die Beobachtungen nicht nachweisen konnten, dass spezielle Förderungen den Ausschlag gaben. Diese Beobachtungen bestätigen daher sowohl den gesamtpersönlichen Ansatz wie die kognitivistische Auffassung, dass die Motivation für einen Lernschub in einem engen Zusammenhang mit der Biografie eines Kindes und hier besonders mit dem Erziehungsstil der Eltern steht. Wenn das Misstrauen und die ständigen Misserfolgserlebnisse der LRS-Kinder durch die persönliche Hilfestellung, Anerkennung, Zuneigung und Liebe der LehrerInnen abgebaut werden, können diese Kinder selbstbewusster an die gestellten Aufgaben gehen.

3.4 Menschenbilder in der Pädagogik

Einzelfallschilderungen findet man in der Legasthenieforschung nicht selten. Die Frage ist, wie sie interpretiert werden sollen. Die meisten Autoren betrachten den "persönlichen" Aspekt offensichtlich als Bereicherung der Darstellung oder als Argument für die Vielfalt der Wirkungsfaktoren, um dann allerdings unvermittelt wieder auf ihr (eingeschränktes) Konzept einzuschwenken und die Erfolge oder Misserfolge der einsetzenden Förderungen im Lichte ihrer "Theorie" zu interpretieren. Dabei sind sich vielleicht nicht alle darüber im klaren, dass ihre Theorien aus einem gedanklichen System formuliert werden, das als "Menschenbild" bezeichnet werden kann.

3.4.1 Die Bedeutung von Menschenbildern

Menschenbilder reduzieren die Vielfalt der Wirklichkeit auf verständliche Muster. Sie bringen eine subjektive Ordnung in das erlebte "Chaos".[136] Gleichzeitig engen sie die Sichtweise ein. Die ungerichtete, "wertfreie", offene und an keine bestimmte Wahrheit gebundene Betrachtung wird aufgegeben. Mit der Verwendung von Menschenbildern blockieren wir die Lebensenergie anderer, indem wir sie durch Lebens- bzw. Verhaltensmuster, deren Realität zunächst lediglich in unserer Vorstellungswelt existiert, fixieren.[137] Menschenbilder stellen einen Orientierungsrahmen dar. Sie geben "Faustregeln" oder Handlungsmaximen ab, die allerdings

---

[136] Vgl. Dieter Fischer: Ich setzte meinen Fuß in die Luft - und sie trug. Leben und Lernen mit behinderten Kindern, Bd. 1, Würzburg: Ed. Bentheim, 1992, S. 74.
[137] Vgl.Fischer, Fuß, S. 77.

oft die kritische Reflexion ersetzen.[138] Sie prägen das Erziehungsverhalten. Ihr Vorzug liegt darin, dass sie dem Handeln Richtung und Sinn verleihen können. Der Nachteil besteht in der Objektivierung und Verdinglichung des zu Erziehenden in einem Bild.

Unser Menschenbild ist geprägt durch den Einfluss der antiken Idealvorstellung der Harmonie von Körper und Geist. Individuen, die dieser Idealvorstellung aufgrund körperlicher Entstellungen oder geistiger Auffälligkeiten nicht entsprachen, wurden seit der Antike bis ins vorige Jahrhundert als Zerrbilder des Menschseins betrachtet. Das Vollkommenheitsideal der frühhellenistischen Epoche (ca. 800 v. Chr.) gipfelte in den Höchstwerten von Jugendlichkeit und Schönheit.[139] In unserer Gesellschaft ist die Vorstellung des gesellschaftlichen Leistungsideals hinzugekommen. Solange der Wunsch nach vollkommener Leistung unser Denken und Handeln bestimmt, werden Abweichungen von diesem Ideal negativ bewertet. LRS-Symptome passen nicht in dieses Idealbild vom vollkommenen Menschen.

Menschenbilder aus der medizinischen Perspektive erweisen sich als ungenügend für eine würdige und menschengerechte Einschätzung von LRS-Kindern. In jüngster Zeit hat ein daher fundamentaler Wandel in der anthropologischen Betrachtung stattgefunden. Der Schwerpunkt der Betrachtung wechselte von LRS als einem Krankenbild zur Individualität. Es werden nun mehr die Gemeinsamkeiten als das Anderssein von Menschen mit Lese- und Rechtschreibschwierigkeiten gesehen. Sie werden als Individuen mit normalen Vorlieben, Abneigungen und Bedürfnissen erkannt. Dieses Bild der grundsätzlichen Gleichheit von guten und schlechten Lesern bzw. Schreibern in ihrem Menschsein impliziert eine neue Umgangsweise. Sie bedeutet, dass LRS-Kinder als Personen respektiert und nicht als Objekte einer wie auch immer gearteten Förderung betrachtet werden. Das egalisierende Menschenbild bildet die Grundlage für eine humane "Pädagogik vom Menschen".[140]

---

[138] Vgl. Dieter Fischer: Menschenbilder in der Arbeit mit (geistig) behinderten Menschen. Versuch einer kritischen Standortbestimmung, in: Geistige Behinderung 4/89, S. 267-284, hier S. 270.

[139] Vgl. Harald Goll: Heilpädagogische Musiktherapie. Grundlegende Entwicklung eines ganzheitlich angelegten ökologisch-dialogischen Theorie-Entwurfs ausgehend von Jugendlichen und Erwachsenen mit schwerer geistiger Behinderung. Diss. im Fachbereich Erziehungswissenschaften, Frankfurt am Main 1992, hier S. 59.

[140] Vgl. Goll, Heilpädagogische Musiktherapie, S. 80.

3.4.2 Zwei Menschenbilder der LRS-Forschung, Funktionsmodell und Entwicklungsmodell, im Wissenschaftsstreit

Aus dem Jahre 1987 liegt das Protokoll einer Kontroverse zweier prominenter Vertreter verschiedener "Richtungen" der LRS-Forschung vor, die sehr offen geführt wurde und einen Einblick in die "Theorie-Küche" der Forscher gewährt. Die Auseinandersetzung wurde von Lisa Dummer als Vertreterin des Funktionsschwäche-Ansatzes und Hans Brügelmann für den entwicklungsorientierten Ansatz anhand von Fehlerprotokollen eines lese- und rechtschreibschwachen Mädchens einer 1. Grundschulklasse geführt. Erörtert werden die Verbesserungen der Lese-/Schreibleistungen nach 11 Tagen in einem Intensivkurs.[141]

- **Bewertung der Fehler:**

  Aus den Fehlerprotokollen geht hervor, dass nach dem Intensivkurs bei 24 Wörtern, die durch Bilder vorgegeben waren und auf einer 1:1-Zuordnung von Lauten und Buchstaben basierten, die falsch geschriebenen Wörter von 24 auf 16 sanken und auch nur noch maximal zwei Verstöße innerhalb eines Wortes vorkamen - gegenüber bis zu vier Verstößen im ersten Testprotokoll. Lisa Dummer interpretiert dieses Ergebnis als insgesamt ungenügend. Die qualitativen Leistungsunterschiede fielen zwar ins Auge, dennoch befinde sich das protokollierte Mädchen mit dieser Leistung auf dem Niveau der 1 % schwächsten Leser/Schreiber unter altersgleichen Mädchen: "Sowohl der Normvergleich als auch die Qualität der Schreibungen lassen erkennen, dass dieses Kind nach einem Jahr schulischen Unterrichts das Lesen nicht erlernt hat."[142]

  Auffällig an dieser Beurteilung ist die Strenge, die sowohl in der Wahl des Bezugsrahmens (altersgleiche Mädchen) wie in der mangelnden Bereitschaft, dem getesteten Mädchen einen individuellen Weg des Lernens zuzubilligen, zum Ausdruck kommt. An diesem Punkt setzt die Entgegnung Brügelmanns ein. Er hebt die Entwicklungsfortschritte der Testperson hervor. Statt ihre Leistungen an der Jahrgangsklasse zu messen, sollte man die Leistungen des Mädchens vor dem Intensivkurs als Maßstab wählen. Statt die Fehler zu betonen, sollten die Fortschritte gesehen werden. Brügelmann kommt zu dem Ergebnis: "Merke: Je nach Theorie des Lesen- und Schreibenlernens iss dem ein 'Defizit', was

---

[141] Vgl. Lisa Dummer und Hans Brügelmann: Vom "3lft" zum "Elefant" - was heißt hier Lernschwäche? In: Balhorn/Brügelmann (Hrsg.), Welten der Schrift, S. 110-121.

[142] Dummer/Brügelmann, "Elefant", S. 111.

dem annern ein gedanklicher Fortschritt iss".[143] Gegensätzlichen Theorien verhalten sich oft zueinander wie das berühmte halbe Glas Wasser: Für den einen ist es halb leer, für den anderen halb voll. Haben also beide Recht? Löst sich die Theoriebildung über LRS-Symptome in eine allgemeine Beliebigkeit der Standpunkte auf? Darüber gibt die nächste Runde der Auseinandersetzung, die Frage nach den Ursachen möglicherweise Auskunft.

- **Vergebliche Ursachenforschung**

Die Vertreterin des Funktionsschwäche-Ansatzes nimmt zunächst eine statistische Abgrenzung der Leistungen des Mädchens von ihrer Altersgruppe vor (5 %, 1 % der schwächsten Leser/Schreiber), um mögliche Ursachen herauszufiltern. Das Mädchen befindet sich danach in der Gruppe der 1 % schwächsten Erstklässler. Nach Ansicht Lisa Dummers müssten nun Tests mit dem Mädchen durchgeführt werden, um sensorische Wahrnehmungsschwierigkeiten festzustellen. Eine Befragung der Eltern und Lehrer könnte klären, ob Übungsdefizite vorliegen, deren Ursache in einer längeren Krankheit oder in mehrfachem Lehrerwechsel zu suchen seien. Solche Übungsdefizite könnten aber nach Ansicht Dummers durch einen Intensivkurs schneller ausgeglichen werden. Das Nachtestergebnis zeige zwar Fortschritte, aber auch anhaltende Lernschwierigkeiten. Er sei daher als ein Beweis für legastenietypische Schwierigkeiten bei diesem Kind. Diese treten nach Ansicht der Vertreter des Funktionsschwäche-Ansatzes gerade erst dann in Erscheinung, wenn die Wörter vollständiger geschrieben werden.

Diese Argumentation geht strikt nach quantitativen Maßstäben vor. Qualitative Entwicklungen werden gesehen, aber nicht in der Argumentation berücksichtigt. Die Befragung von Eltern und Lehrern dient nicht der Erhellung individueller Eigenheiten des Kindes, sondern der Ausgrenzung von Untersuchungsfehlern. Der Vorgehensweise liegt die unausgesprochene Annahme zugrunde, dass Schwächen im Kind vorhanden sind, die sich statistisch beweisen und durch Teilfördermaßnahmen korrigieren lassen.

Der Vertreter des Entwicklungs-Ansatzes betont die Unterschiedlichkeit von Individuen in allen Merkmalen und Leistungsbereichen des Lebens (Haarfarbe, Kochkunst, Schwimmen) und kritisiert den Begriff der "Normalität" als einengend und sozial abwertend. Dann wiederholt Brügelmann seine Abneigung gegen den impliziten theoretischen Ausgangspunkt des Defizit-Ansatzes, "isolierbare Module" in einem Men-

---

[143] Dummer/Brügelmann, "Elefant", S. 112.

schen ausmachen zu wollen, d. h. von im Grunde gleichartigen Bausteinen im Menschen, die durch Training entwickelt werden könnten. Bei der Darlegung seines eigenen, des Entwicklungs-Ansatzes, fügt Brügelmann dann kunstvoll zwei Bereiche zusammen, die im Folgenden argumentativ gekoppelt werden, obwohl nur ein Bereich Gegenstand seiner Forschungen ist. Brügelmann koppelt die gesamtpersönliche Perspektive der *Erfahrung* eines Menschen mit der *Denk-Entwicklung* durch das unscheinbare Wörtchen "also": (Die Entwicklungs-Theorie nimmt in dem Kind) "individuelle Ordnungsleistungen und einen Umbau von vorläufigen Konzepten wahr[..], die sich aus gedanklicher Auseinandersetzung mit dem Gegenstand, <u>also</u> aus persönlichen Erfahrungen ergeben."[144]

Dieser Unterschied ist zunächst klein: Natürlich sind es die Erfahrungen, welche die Denkleistungen des Kindes bestimmen. Die Frage ist nur: welche Erfahrungen? Können "Ordnungsleistungen" und "Konzepte" des Kindes von seinen, ich sage einmal: seelischen Kräften, von der Persönlichkeitsentwicklung "theoretisch" getrennt werden? Dazu schweigt Brügelmann - bzw. er benutzt das kleine Wort "also", um die Ganzheit der Persönlichkeit, die in der gedanklichen Durchdringung des Problemzusammenhangs LRS immer wieder durchscheint, argumentativ "anzuhängen". Es handelt sich um einen theoretischen Kunstgriff, der dem Entwicklungstheoretiker erlaubt, auf Qualitäten des Individuums und die Notwendigkeit der Offenheit der Untersuchung zu verweisen ("individuelle Erfahrungen"), gleichzeitig jedoch an seinem intersubjektiven Konzept der Entwicklungsphasen festzuhalten. Die Veränderung wird dann einfach als qualitativer Sprung konstatiert, der aus den unendlichen Weiten der persönlichen Erfahrung zu kommen scheint. Das eine wird mit dem anderen "erklärt". Diese logischen Ungereimtheiten haben ihren Ursprung in einem "weltoffenen" Menschenbild. Während die Vertreterin des Funktionsschwächeansatzes in traditionalistischer Weise Normen fixiert und streng nach typischen Fehlern und Schwächen im Kind forscht, wobei sie fördernd auf das Kind einwirken möchte, um dessen (vermeintlich fehlerhafte) *Eigenschaften* zu verändern, vertritt der Entwicklungstheoretiker Brügelmann eine "moderne" normenkritische Position, die den *subjektiven Erfahrungen* des Kindes breiten Raum gewährt.

---

[144] Dummer/Brügelmann, "Elefant", S. 114. (Hervorhebung d. d. Verf.).

- **"Versöhnung" der Modelle? Alles nur eine Frage der Interpretation?**

Die dritte Phase der "Theorie"-Auseinandersetzung wird offen von dem unterschiedlichen Menschenbild der Kontrahenten bestimmt. Lisa Dummer greift die These Brügelmanns scharf an, dass die scheinbar typischen Fehler von Kindern mit LRS-Erscheinungen von allen Kindern im Verlauf ihrer Entwicklung irgendwann einmal gemacht werden und dass es sich lediglich um *Lernverzögerungen* handle. Wenn Kinder "normalerweise" erst im 4., 5. oder 6. Jahr des Schulbesuchs das Lese/Schreibniveau erreichten, das die anderen bereits am Ende der ersten Klasse oder früher erlangt haben, wäre ein gezielter Erstleseunterricht kaum mehr möglich. Die inhaltliche Auseinandersetzung mit dem Entwicklungskonzept bleibt jedoch aus. Stattdessen geht Dummer an dieser Stelle unvermittelt zu einer Art Reklame für die Teilleistungsförderung über: Es sei möglich, dass jedes Kind (!) spätestens im zweiten Jahr des Schulbesuchs lesen könne. Man müsse nur die notwendigen Voraussetzungen dafür schaffen, dass dem Kind Methoden zur Verfügung stünden, seine Teilleistungsschwächen in kleinen Schritten zu kompensieren.[145] Dazu zählten auch "Lesespezialisten" mit besonderer Ausbildung für die Förderung bei Teilleistungsschwächen sowie im Stundenplan fest verankerte Förderstunden, die von "Fachleuten" in Kleingruppen erteilt werden sollten. Bei schweren Fälle könnte in schulübergreifenden "Intensivklassen" die Förderungsmaßnahmen vertieft werden.

Bei diesem heftig geführten Angriff auf die Subjekt-bezogene Position der offenen Lernentwicklung tritt das Profil des traditionalistischen Menschenbildes deutlicher hervor. Die vorgeschlagenen Maßnahmen bestehen in der *Selektion* der Kinder mit LRS-Symptomen. Dadurch soll der *bestehende Erstleseunterricht*, der in seiner Form und seinen Inhalten nicht hinterfragt wird, in seinem Bestand *gewahrt* werden.

Folgerichtig setzt die Entgegnung Brügelmanns an dem Erstleseunterricht an. Es gelte den Zugang zur Schrift gezielter und mehr auf das Individuum gerichtet zu planen und den Kindern den Wert und die Logik der Sprache nahe zu bringen. An anderer Stelle führt Brügelmann aus, dass der bestehende Fibel-Unterricht diesen Zugang nur unvollkommen leistet.[146] An dieser Stelle macht Brügelmann erneut einen "Sprung". Er äu-

---

[145] Diese Behauptung erinnert fatal an die ersten euphorischen Visionen der Machbarkeit durch den "Vater" des Konditionierungsmodells, Skinner, der geäußert haben soll, man möge ihm neugeborene Kinder übergeben, und er werde aus ihnen jeweils einen Opernsänger, einen Politiker oder einen Unternehmer machen.

[146] Vgl. Brügelmann, Wider den Fibel-Gleichschritt, S. 31.

ßert sich plötzlich grundsätzlich zur Problematik von Theorien. Sie seien Interpretationen, Filter der Wahrnehmung, deren Wert pragmatisch zu beurteilen sei. Die Wirklichkeit werde in den Theorien nicht abgebildet, sondern selektiv wahrgenommen. Er halte den Filter der Wahrnehmungsschwäche nicht für falsch - mit geeigneten Tests könnten solche Schwächen tatsächlich festgestellt werden - sondern für wenig hilfreich. Er habe kein *Interesse* an diesem Filter, weil er nicht direkt auf den Schriftsprache-Erwerb gerichtet sei. Einigermaßen überraschend bringt er in diesem Zusammenhang sein Bedürfnis nach "Koexistenz" beider Ansätze zum Ausdruck, weil "(fast) alles hilft", was dem Kind angeboten werde, solange es nicht strenge Vorschriften seien.[147] Das Motiv für dieses Einschwenken auf das gleichberechtigte Nebeneinander unterschiedlicher Interpretationen von LRS liegt tiefer. Es ist das Eingeständnis, dass Entwicklungssprünge bei manchen Kindern ("oft sogar über die Ferien hinweg") mit den vorhandenen Theorien überhaupt nicht erfasst werden können: "Insofern müssen wir alle ehrlicherweise zugeben, dass in der einen Form keine unserer Theorien ausreicht, dass sie andererseits - trotz ihrer grundsätzlichen Unvereinbarkeit - beide pragmatisch helfen, jeweils andere Stücke der 'Wirklichkeit' zu erfassen."[148]

- **Der Rückzug auf Menschenbilder.**

In ihren abschließenden Bemerkungen fühlt sich Frau Dummer eher bestätigt als geschwächt in ihrer Position, legasthenietypische Schwächen zu ermitteln und rechtzeitig abzustellen. Sie bleibt bei ihrem Normalitätsprinzip der Altersgruppe, hält fest an dem mechanischen Prinzip der Einübung psychomotorischer Fähigkeiten und sieht gerade in hartnäckigen Schwächen eine Bestätigung des Funktionsschwäche-Modells. An der Normalität von Leistungen müsse festgehalten werden, damit das Kind nicht nachhaltig in seinem gesellschaftlichen Weiterkommen gehindert werde. Eine Versöhnung der Konzepte verbiete sich, denn das Modell der Kompensation von Funktionsschwächen habe den entscheidenden Vorzug, Lernrückstände möglichst früh zu erfassen und auszugleichen, und könne Erfolge aufweisen. Das Entwicklungsmodell biete dafür keine Alternative.

Brügelmanns Entgegnung fällt ziemlich hilflos aus. Er verweist erneut auf die große Zahl der unerklärlichen "Sprünge", in denen deutlich werde, dass es "ganz andere Wege" aus dem Abseits des schulischen Versagens gebe. Wie schon unter Punkt 3. kann er jedoch das Entwick-

---

[147] Dummer/Brügelmann, "Elefant", S. 117.
[148] Dummer/Brügelmann, "Elefant", S. 118.

lungsmodell nicht als die Alternative zum Funktionsschwäche-Ansatz begründen.

Die Auseinandersetzung der Vertreter der beiden Konzepte wurde hier deswegen so ausführlich behandelt, weil es sich gegenwärtig um die beiden wichtigsten konkurrierenden Modelle der LRS-Forschung handelt, weil klar werden sollte, dass die theoretischen Ansätze in Menschenbildern verwurzelt sind, die dem klassischen Modell der Auseinandersetzung zwischen Tradition und Moderne bzw. Bewahren von Bewährtem und Öffnung für Neues geprägt sind und weil keine Seite überzeugende Begründungen für die eigenen Hypothesen präsentieren kann. Die Erfahrung lehrt, dass sich das Neue früher oder später und vielleicht in veränderter Form durchsetzen wird. Doch was ist der Kern der "neuen" Theorie? Neu ist die *Offenheit* gegenüber allen Fragestellungen, welche die *Prozesse* des LRS-"Syndroms" beleuchten. Damit ist diese Betrachtungsweise auf Veränderung und Entwicklung ausgerichtet.

3.4.3 Zusammenfassung und Kritik

Zusammenfassend kann man feststellen, dass Menschenbilder in der Theorie und Praxis der LRS-Forschung eine bedeutende Rolle spielen. Ob ich die Normen der Leistungsgesellschaft als Maßstab nehme oder die Freiheit und Individualität des Kindes hochschätze, beeinflusst meine Theorien und Forschungsansätze entscheidend. Im ersten Fall erscheint mir alles als störend, kränkelnd oder einfach "abweichend", was gemessen an der Mehrheit der Bevölkerung "anders" verläuft: Linkshänder, Sprachgehemmte, Ängstliche, Stumme, Verspielte, emotional Auffällige - die Liste der beobachtbaren Abweichungen von der "Normalität" in der Schule ließe sich fortsetzen. Dieses auf Abweichungen negativ fixierte Menschenbild verklärt die Normen der bisherigen Gesellschaftsentwicklung zu "ewigen" Werten und verlangt von Kindern die unbedingte Anpassung an die gesellschaftlichen (schulischen) Anforderungen.

Dem steht ein Menschenbild gegenüber, das auf Individualität und Entwicklung setzt. Mit Maximen, wie: "Fehler sind gut, weil man aus ihnen lernt" oder "Jeder Mensch ist einzigartig" oder "Lernschwierigkeiten sind keine Frage der Verhaltensdisposition, sondern lediglich eine Phase der Entwicklung" o.ä. werden Verhaltensprobleme relativiert. Dem entspricht, dass die Abschaffung des (starren) Fibelunterrichts verlangt wird, Kinder nicht ausgelesen, sondern in der Klasse integriert und gefördert werden sollen und individuelle Lese- sowie Rechtschreibstrategien als Ausdruck der jeweiligen Entwicklungsphase des Kindes gewürdigt werden. Dieses offene Modell der Prozesshaftigkeit und Veränderung entspricht dem Wertewandel der Gesellschaft und der Individualisierung in fast allen Lebensbereichen. Ob allerdings die Lehrer in der Lage sein werden, in dem Maße pädagogisch und therapeutisch auf "schwierige" Kinder einzugehen, ist fraglich. Die Tendenz zu Kürzungen bei den Grundschullehrern und zu immer größeren Klassen wirkt dem entgegen.[149]

---

[149] Vgl. O. V.: Sparkurs erlaubt kein Erbarmen, in: Süddeutsche Zeitung Nr. 167 vom 22.7.96, S. 32.

4. Die Wende in der Legasthenieforschung

4.1 Die Reformdiskussion 1976

Die 70er Jahre waren durch eine starke Reformbegeisterung geprägt. In der Legasthenieforschung mehrten sich die Stimmen, die den Legastheniebegriff prinzipiell anzweifelten, weil er von schulischen Unzulänglichkeiten ablenke. Der "Spuk" würde verschwinden, wenn die Rechtschreibung endlich reformiert und die Bedeutung der Schriftsprache für den Schulerfolg verringert sei. Die als Therapie für die Legastheniker erklärten Förder- und Lernbedingungen sollten allen Schülern zugute kommen.[150]

> *"Mit einem in den Schulen leider sonst nicht üblichen Einsatz von Zeit, speziellem Material und Fachkräften bemüht man sich, den Schülern die 'richtige' Verwendung von Oberzeichen, Groß und Kleinbuchstaben, tz, ck, ss, Dehnungen usw. beizubringen. Mit diesen Maßnahmen wird jedoch die Gewichtigkeit der unseligen Rechtschreibung für den Schulerfolg und damit für die spätere Lebenschancen nicht in Frage gestellt, sondern sie wird im Gegenteil hierdurch hervorgehoben und gefestigt."[151]*

In den Heften der Zeitschrift "Grundschule" des Jahres 1976 wurde diese Diskussion intensiv geführt. Die Kritik wandte sich nicht mehr nur gegen einen einseitig am medizinischen Krankheitsbegriff orientierten Legastheniebegriff, sondern gegen die Gesamtheit der hoch spezialisierten und dennoch ineffektiven Legasthenieforschung. Da bislang keine spezifischen für die Legasthenie relevanten Ursachen ermittelt werden konnten und immer neue die Rechtschreibung beeinflussende Faktoren angeführt wurden, deren Gewichtung nicht möglich schien, wie Hör- und Sehtüchtigkeit, Konzentrationsfähigkeit, Teilnahme an regelmäßiger Unterrichtung, Übung, Art der Lehrmethode, erbliche oder hirnorganische Faktoren, ergaben sich keine Anhaltspunkte mehr, die Legasthenie gegenüber anderen Schulschwierigkeiten hervorzuheben oder sie sogar als besondere Schwäche und Krankheit abzugrenzen.[152]

Aus schulischer Sicht schien es nicht mehr verantwortbar, für "Legastheniker" eine besondere schulische Förderung einzurichten und Schülern mit Schwächen und Mängeln in anderen Fächern diese Förderung zu ver-

---

[150] Vgl. Jörg Schlee: Zur Erfindung der Legasthenie, in: Bildung und Erziehung 1974, S. 289-299, hier S. 299.
[151] Schlee, Erfindung, S. 298.
[152] Vgl. O.V.: Das "Legasthenie"-Konzept, in: Die Grundschule 1976, S. 112-115, hier S. 114.

weigern. Hinzu kam die als besondere Ungerechtigkeit empfundene Tatsache, dass nur diejenigen Schüler als förderungswürdig anerkannt wurden, die eine spezielle oder isolierte Schwäche in der Rechtschreibung nachweisen konnten und gleichzeitig im Intelligenztest gut abschnitten.[153] Mit der dieser Zeit anhaftenden besonderen Radikalität wurde das Legastheniekonzept schließlich als Alibi für Mängel der Grundschule verworfen. Zwar wurde eingestanden, dass es ohne Zweifel Schüler mit schlechten Rechtschreib- und Leseleistungen gab und auch die mit viel Engagement und Phantasie durchgeführten Förderungen im Einzelfall hilfreich sein könnten, aber im Grunde erschien "Legasthenie" als spezifischer Mangel und Schwäche der *Schule als Institution*. Die Widersprüche wurden also nicht in erster Linie bei den "legasthenischen" Kindern gesucht - im Gegenteil: die große Aufmerksamkeit für die individuellen Rechtschreibprobleme wurde als Ablenkung von Unzulänglichkeiten der Schule eingestuft, insbesondere von Mängeln der Didaktik.[154]

Die in der Reformdiskussion geübte scharfe Kritik des Leistungsbegriffs in der Schule wurde ebenfalls auf die Legastheniediskussion übertragen. Manche Autoren sahen die Zukunft der Legasthenieforschung grundsätzlich in die Diskussion um die Leistungsgesellschaft eingebettet. "Die Frage, wie ein junger Mensch mit dem Problem der Leistungsforderung in unserer Zeit fertig wird, ist für mich die zentrale Frage der Legasthenieforschung geworden (...)"[155] Damit wurde das Symptom der LRS seiner Besonderheit enthoben und als eine der vielen negativen Begleiterscheinungen der Industriegesellschaft hingestellt, das mit der Korrektur überhöhter Leistungsanforderungen beseitigt werden würde. Dieser naive Glaube an die Wirksamkeit gesellschaftlicher Reformen hatte zur Folge, dass die Ursachen von LRS nicht weiter erforscht und die Bedeutung von Förderprogrammen herabgesetzt wurden.[156]

In der Reformdiskussion der 70er Jahre wurden alle monokausalen und multikausalen Erklärungsansätze in Frage gestellt, da sie auf unterschiedlichen Testverfahren beruhten und unterschiedliche Verhaltensmerkmale maßen.[157] Diese Globalkritik erlaubte eigentlich nur die Folgerung, dass Legasthenie so komplex mit der Gesamtpersönlichkeit eines Kindes verbunden ist, dass selbst eine individuelle Merkmalsausprägung von Faktoren und eine darauf basierende individuelle Therapie aussichtslos erschei-

---

[153] Vgl. O.V., Legasthenie-Konzept, S. 115.
[154] Vgl. O.V., Legasthenie-Konzept, S. 115.
[155] Angermeier, Legasthenieforschung, S. 117.
[156] Vgl. Angermeier, Legasthenieforschung, S. 117.
[157] Vgl. Wilfried Belschner: Wie wird man ein "Legastheniker"? In: Grundschule 1976, S. 118-123, hier S. 121.

nen mussten. Dieser Schluss wurde jedoch nicht gezogen. Stattdessen nahm die Reformdiskussion eine überraschende Wende, indem nunmehr die Variablen des Lese- und Rechtschreibprozesses selbst zum Untersuchungsgegenstand erklärt wurden.[158]

Diese "Lösung" des Legasthenieproblems stellte dennoch einen Fortschritt dar. Ihr lag die Erkenntnis zugrunde, dass das Konzept der Legasthenie zur Stabilisierung des schulorganisatorischen Rahmens beigetragen und notwendige Reformen verhindert hatte. Statt die schulischen Lernbedingungen im Anfangsunterricht zu verändern, wurden langsam lernende und schwächere Schüler ausgesondert und separat gefördert.[159] Zur Korrektur dieses Zustandes wurde in der Wende-Diskussion eine *Gewichtung* der Ursachenfaktoren vorgenommen. Sprachliche Faktoren, so wurde konstatiert, spielten eine größere Rolle als visuelle und visumotorische.[160] Die schichtspezifischen Einflüsse wurden dem damals in der Soziologie vorherrschenden Trend entsprechend höher gewichtet als z. B. hirnorganische Schäden.

Der Prozess der Sprachaneignung rückte ins Zentrum der Betrachtung individueller Verhaltensmerkmale. In der Frage der Umwelteinflüsse konnte die Schule sich nicht mehr "bescheiden" in den Hintergrund stellen und familiäre und andere Vorläuferprozesse für Lese- und Rechtschreibschwierigkeitenn von Kindern verantwortlich machen. Die Aufmerksamkeit richtete sich nunmehr auf didaktische und inhaltliche Fragen der Sprachaneignung in der Grundschule. Schließlich wurde ein neuer Typus von Forschern von der Legastheniefrage angezogen: die Sprachforscher.

Diese Zusammenhänge wurden in der Reformdiskussion allerdings auf einer sehr hohen Abstraktionsebene abgehandelt. In einer Art Vorwegnahme zukünftiger Forschungen wurde z. B. erklärt, dass die Lehrer nur aus den Sachzwängen des gleichen Lerntempos und der gleichen Lernvoraussetzungen für alle Schüler befreit werden müssten, um das Legastt-henieproblem ein für allemal zu beseitigen:

> "Das Konzept der Legasthenie wird nicht mehr benötigt, wenn der Lehrer aus den Sachzwängen befreit wird, für alle Schüler gleiche Lernvoraussetzungen und gleiches Lerntempo annehmen zu müssen. Dieses wird in dem Maße möglich, in dem Unterricht derart

---

[158] Vgl. Belschner, "Legastheniker", S. 121.
[159] Vgl. Renate Valtin: Abschied von der Legasthenie - was nun? In: Grundschule 1976, S. 124-127, hier S. 124.
[160] Vgl. Valtin, Abschied, S. 125.

konzipiert werden kann, dass er auf dem individuellen Kenntnis-
und Fertigkeitsstand des Schülers aufbaut(...)."[161]

Nach dieser Version gibt es kein individuelles, sondern ein institutionelles Legasthenieproblem. Die Wende der Legastheniediskussion bestand demnach in der Änderung der Arbeitsbedingungen von Lehrern bzw. einer Optimierung der Lernbedingungen von Schülern.

Die Verlagerung des Problems auf die Schule hatte zwei Konsequenzen:

1. Der Lehrer musste sich zum professionellen Experten für die Komplexität des Lese- und Rechtschreibprozesses entwickeln und

2. Der organisatorische Rahmen des Unterrichts sollte eine Öffnung erfahren.[162]

Zur Debatte standen in dieser Zeit der Radikaldiskussionen im Prinzip zwei "Allheilmittel" zur endgültigen Beseitigung der Legasthenie:[163]

- Die bildungspolitische Forderung nach besseren Lernbedingungen für die Schüler und

- Die Forderung nach einer Reform der Didaktik des Lese- und Rechtschreibunterrichts

Gleichzeitig meldeten sich die Praktiker zu Wort, die ohne lange Zeit auf die Erforschung dieses neu postulierten Ursachenfeldes zu verwenden, gewissermaßen Rezepte für eine optimale Schriftsprachaneignung vortrugen, um dem Lehrer, der ja unmittelbar von Problem betroffen war, dass sich in seiner Klasse Kinder mit Rechtschreibschwierigkeiten befanden, "konkrete Hilfen" an die Hand zu geben.[164] Im Brennpunkt der Kritik der "Praktiker" stand die herkömmliche Fibel, die das Lesen "fälschlicherweise als die phonetische Realisierung von Buchstaben"[165] verstand. Das "Schreibe-wie-du-sprichst-Prinzip", so das Argument, folge einer Lautschrift, die es in Wirklichkeit – streng genommen - nicht gebe. Der Schüler müsse im Grunde genommen die Bedeutung und die Schreibweise jedes Wortes erlernen. Es gebe Strategien geübter Leser, über die gerade die Kinder mit schlechten Rechtschreibleistungen nicht oder mangelhaft verfügten.

---

[161] Belschner, "Legastheniker", S. 123.
[162] Vgl. Belschner, "Legastheniker", S. 13.
[163] Vgl. Valtin, Was nun? S. 125.
[164] Vgl. Valtin, Was nun? S. 125.
[165] Valtin, Was nun? S. 125.

Valtin machte 1976 folgende Vorschläge zur Reformierung der Methode und der Organisation des Unterrichts, die sich "aus Überlegungen zur Legasthenieproblematik ergeben."[166]

- Die Wahl der richtigen Methode.

- Ein individualisierender Erstleseunterricht, Verzicht auf die herkömmliche Fibel und Verwendung eines individuellen Leselerngangs (Lose-Blatt-Sammlung).

- Aufschub des eigentlichen Schreiblernprozesses, bis den Kindern die Schrift einsichtig geworden ist.

- Überprüfung der Diktatpraxis und

- Einführung der Rechtschreibreform.

Diese Reformen betrafen jedoch alle Schüler. Es handelte sich um die Umkehrung der beklagten Alibi-Funktion der Legasthenie für die Unzulänglichkeiten der Schule. Nun wurde eine bessere Schule verlangt - wobei die "Legasthenieproblematik" erneut, diesmal im positiven Sinne, als Alibi für die Notwendigkeit der Reformen angeführt wurde. In der - vorläufigen - Abschlussdiskussion auf der Dortmunder Fachtagung des Arbeitskreises Grundschule e. V. kam deutlich zum Ausdruck, dass man glaubte, die *Ursachen* der Legasthenie in den Unterrichtsmethoden und der mangelhaften Organisation des Unterrichts gefunden zu haben:[167]

> *"In Dortmund nun wurde die Blickwendung von den Folgen zu den Ursachen vollzogen. Nicht die vermeintlichen Lernschwächen einiger Kinder, sondern die alle Schüler bedrückenden Lehr- und Schulmängel rücken dann in den Mittelpunkt. Die Forschung wendet sich nunmehr dem Leselernprozess zu (...)."*

4.2 Kindgerechter Schulanfang (Kretschmann und Elspaß)

Motivation und Selbstwertgefühl bilden oft eine Einheit. Während das Selbstkonzept jedoch überwiegend durch kognitive Prozesse bestimmt wird, basiert die Motivation auf emotionalen, oft unbewussten Impulsen. Kinder mit Schwierigkeiten beim Lesen und Schreiben sind häufig emotional sensibilisiert. Sie reagieren mit Angst auf Erwartungen, die an sie ge-

---

[166] Vgl. Valtin, Was nun? S. 127.
[167] Vgl. O. V.: Am Ende der Legasthenie-Diskussion. In: Grundschule 6/1976, S. 348-350, hier S. 348.

stellt werden, und bringen nicht die Konzentration auf, Angebote und Anforderungen in Ruhe zu prüfen.[168]

Lehrer reagieren nicht selten hilflos auf emotional nicht angepasste Kinder, so dass deren Schwierigkeit, sich zu konzentrieren, in der Schule noch gesteigert wird. Aus diesem Grunde halten Kretschmann und Elspaß es für wichtig, dass Lehrer mit den Grundlagen der Motivationspsychologie vertraut gemacht werden, damit auf Kinder mit LRS angemessen reagieren können. Entscheidend für das Entstehen von Motivation sind demnach die Ziele, die ich mir setze bzw. das Erreichen dieser Ziele. Wenn für ein Kind mit LRS die Lösung seiner Schwierigkeiten unlösbar erscheint, weil Eltern, Lehrer und es selbst trotz Anstrengungen keine Verbesserungen erkennen, wird es entmutigt: 'Egal, was und wie ich es mache, es bringt nichts'. Um Misserfolge zu vermeiden, weicht das Kind auf andere Gebiete aus, auf denen es mehr Erfolg sieht. Misserfolgsmotivation ist eine (natürliche) Funktion der Risikominimierung.[169] Das Kind handelt rational, denn eine blinde Erfolgserwartung würde es nur in Probleme verwickeln, aus denen kein Entkommen mehr wäre. Wenn allerdings die Angst vor Misserfolg das Lernen in einem Fach bzw. auf einem Gebiet bestimmt, kommt es zu Entwicklungsverzögerungen und Stagnation. Deshalb ist es nach Auffassung der beiden Verfasser wichtig, das Kind mit LRS in Situationen zu bringen, in welchen es die gestellten Aufgaben lösen kann. Das Ausweichen auf pädagogisch nicht belastete Gebiete oder "kindgerechte" Vereinfachungen gehen an der Motivation des Kindes vorbei, das sich mit dem in der Klasse vorherrschenden Anspruchsniveau identifiziert und dieses erreichen möchte. Kinder mit LRS haben die gleichen Ansprüche an den Schulerfolg wie erfolgreiche Kinder. Aus den Erfolgserfahrungen kann nach Auffassung der Autoren keine Übertragung auf die Lernsituation im Lese- und Schreibunterricht erfolgen.[170]

Die zentrale Frage ist zunächst, wieso manche Kinder motiviert sind, das Lesen und Schreiben zu erlernen, andere hingegen nicht. "Wie kommt es, dass manche Kinder dem Lesen- und Schreibenlernen mit Minderwertigkeitsgefühlen begegnen, während es für andere zu einer Lieblingsbeschäftigung wird?"[171] Dieser grundlegenden Frage weichen die Autoren allerdings wie viele andere Legasthenieforscher aus. Sie äußern die lediglich auf Plausibilität beruhende Vermutung, dass die Erfahrung der Kinder

---

[168] Vgl. Rudolf Kretschmann und Dagmar Elspaß: Lese- und Schreibförderung bei Kindern mit manifesten Versagensängsten, in: Sonderpädagogik 22/1/1992, S. 4-19, hier S. 4.

[169] Vgl. Kretschmann/Elspaß, Lese- und Schreibförderung, S. 5.

[170] Vgl. Kretschmann/Elspaß, Lese- und Schreibförderung, S. 10.

[171] Kretschmann/Elspaß, Lese- und Schreibförderung, S. 6.

in der häuslichen Umgebung - Bücher, Vorlesen, erste Lese- und Schreibversuche - den "Erlebnishorizont" bereichert und Einsichten in die Funktion und Aufbau der Sprache vermittelt. Diese Milieu bzw. Umwelttheorie hat sich jedoch keineswegs bestätigt. Häufig ist zu beobachten, dass auch Kinder aus "lesefreundlichen" Familien LRS aufweisen. Erst eine genauere biographische Analyse kann klären, welche Rolle das Kind in der Familie spielt, ob es eingegliedert ist und eine Identität entwickelt, welchen Gebrauch es von der Sprache macht, wie es die Reaktionen der Erwachsenen verarbeitet.

Die Autoren wenden sich dann der Entstehung von Misserfolgsängsten vor dem Eintritt in die Schule zu. Diese sind bei Kindern zu beobachten, die aufgrund ihrer individuellen Eigenart wenig Akzeptanz erfahren, von den Eltern durch überhöhte Ansprüche unter Druck gesetzt werden und als "Imageträger der Familie" in der Schule fungieren sollen. So kann bei Kindern eine Vorstellung von der Schule als Drohung und Zwang entstehen.[172] Möglichkeiten der Intervention und Förderung am Misserfolg orientierten Kindern sehen die Autoren vor allem in der Erhöhung der Attraktivität des Gegenstands, indem eine freundliche Lernumgebung geschaffen sowie ansprechende Materialien verwandt werden und die Lerninhalte einen Bezug zu den Erfahrungen der Lernenden aufweisen. Das Selbstwertgefühl wird ihrer Ansicht nach gesteigert, wenn die Lernangebote individuell gestaltet und der Ausgangslage des Kindes angepasst werden. Durch modellhafte Demonstrationen der Aneignungstechniken und Lösungsschritte sowie durch klare Rückmeldungen und die Vermittlung des Umgangs mit Erfolgs/ Misserfolgserlebnissen kann das Kind seinen eigenen Fortschritt deutlicher erkennen.[173]

Die Erfahrungen mit dem Modell dieses "kindgerechten Schulanfangs" werden an einem Einzelfallbeispiel erläutert. Es zeigte sich, dass die Förderlehrerin anfangs in den typischen Fehler verfiel, Forderungen an das Kind zu stellen, statt Lösungswege aufzuzeigen. Das Kind blockte ab und sprach nur das Nötigste. Fördern mit Fordern zu verwechseln scheint eines der Grundübel, "bei dem Kindern die Lösungsstrategien gnadenlos vorenthalten werden."[174] Kindern geht es wie Erwachsenen, dass sie nicht alle Lösungswege in der Welt selbst entdecken und anwenden können, vieles muss gezeigt und modellhaft vorgemacht werden. Dies gilt erst recht für Kinder, die bereits Misserfolgsängste entwickelt haben. Besonders die Karteiarbeit, bei welcher der Junge die Wörter in einen Karteikas-

---

[172] Vgl. Kretschmann/Elspaß, Lese- und Schreibförderung, S. 6.

[173] Vgl. Kretschmann/Elspaß, Lese- und Schreibförderung, S. 9.

[174] Kretschmann/Elspaß, Lese- und Schreibförderung, S. 12.

ten aufnehmen sollte, bei denen er sich schwer tat, motivierte das Kind, denn es sah, wie die Anzahl der dann bald richtig geschriebenen schwierigen Wörter wuchs.

Die Entwicklung der Förderung zeigte einen typischen Verlauf. Trotz regelmäßiger Förderung machte der Junge zunächst keinerlei Fortschritte. Nach fünf Wochen stellte sich dann ein überraschender Durchbruch ein. Ähnliche Erfahrungen machten die Autoren vergleichsweise oft:

> *"Nachdem sich lange Zeit scheinbar keinerlei Erfolge einstellen, gibt es bei der Ausbildung der Synthesefähigkeit dann einen plötzlichen Durchbruch. Manchmal nach vier, manchmal nach 10 , manchmal nach 20 Förderstunden. Offenbar wird die Synthese unterschwellig angebahnt, bevor sie sichtbar beherrscht wird."*[175]

Bei der Zusammenfassung ihrer Erfahrungen mit kindgerechtem Förderunterricht bei Schulanfängern betonen die Autoren, dass das Kind die Angst vor LRS nur durch Kompetenzerlebnisse auf diesem Gebiet verringern kann. Das Schwierigkeitsniveau der Aufgaben sollte so gewählt werden, dass das Kind eine faire Chance erhält, die Aufgaben zu bewältigen. Dabei hat es sich als vorteilhaft erwiesen, überwiegend neue Aufgaben zu wählen und nicht den Unterrichtsstoff einfach zu wiederholen, auch wenn die Lehrerin dies aus verständlichen Gründen wünscht. Die Übungsangebote sollten möglichst wenig Ähnlichkeit mit denen aufweisen, an denen Kind bereits gescheitert ist.[176] Schließlich sollten die Förderangebote einen hohen Unterhaltungs- und Gebrauchswert für das Kind haben, um den Reiz zu erhöhen, sich damit zu beschäftigen. Das Kind sollte ferner über die Ziele der Fördermaßnahmen aufgeklärt und natürlich auch gelegentlich ermuntert und belobigt werden. Hyperaktiven Kindern kann die Lehrerin durch den Hinweis auf ihr eigenes Verhalten helfen ("Ich lasse mir Zeit und bleibe ganz ruhig"), Kindern mit überhöhtem Anspruchsniveau kann die Bemerkung helfen, dass die Dinge auch etwas länger dauern können.

Zusammenfassend kann man feststellen, dass Kretschmann/Elspaß mit dem Modell des kindgerechten Schulanfangs sicherlich für Kinder mit LRS motivierende Bedingungen schaffen, die ihnen helfen können, ihre Schwierigkeiten zu überwinden. Sie versuchen, die Aversionen, die das Kind gegen den Unterricht entwickelt hat, zu umgehen und ihm faire Chancen zu einem langsameren Lernen zu geben. Das Kind wird nicht mit Forderungen überhäuft, sondern durch modellhafte Vorführungen und

---

[175] Kretschmann/Elspaß, Lese- und Schreibförderung, S. 16.
[176] Vgl. Kretschmann/Elspaß, Lese- und Schreibförderung, S. 17.

motivierende Karteiarbeit individuell an das Niveau der Klasse herangeführt. Dabei wird dem Erfolgsdruck nicht nachgegeben und dem Kind weiterhin Gelegenheit gegeben, nach seiner persönlichen Art ein System des Verstehens aufzubauen, das dann in einen Durchbruch resultieren kann.

Wie das Kind letztlich den Lernerfolg organisiert hat, bleibt sein Geheimnis. Genau an diesem Punkt, der natürlich sehr komplex und schwer zu untersuchen ist, müsste die Legasthenieforschung heute ansetzen: Welche Eigenart der *Wahrnehmung* hat sich bei einem Kind ausgebildet, das in der Schule Schwierigkeiten im Lesen und Schreiben zeigt, obwohl (oder weil?) es sich sonst sehr phantasievoll und sensibel verhält?

4.3 Der integrative Ansatz von Naegele

Die Frankfurter Pädagogin Naegele kam 1985 zu der Einsicht, dass es sich bei LRS um komplexe Prozesse handelt, die immer wieder neu analysiert und durch ein kreatives therapeutisches Konzept behutsam beeinflusst werden sollten. Fehlende Kenntnisse der Schriftsprache können nach ihrer Vorstellung nur in dem Maße aufgebaut werden, wie die Bereitschaft bei dem Kind wächst, dieses System in Gebrauch zu nehmen.[177] Einen Königsweg gibt es dafür nicht. Deshalb werden in der Frankfurter Integrativen Therapie (FIT) sowohl Elemente der Spiel-, der Verhaltens- sowie der Gesprächstherapie angewandt. FIT versucht der Komplexität und der individuell unterschiedlichen Ausprägung der LRS gerecht zu werden, indem sie sowohl kognitive, wie sprachwissenschaftliche, psychologische und soziale Elemente in die Therapie einbezieht. Dementsprechend weitgreifend sind die Zielsetzungen. Neben dem Aufbau schriftsprachlicher Grundlagen und Einsichten sollen die Bedürfnisse und Nöte des Kindes, die Entwicklung von Selbstvertrauen und Selbständigkeit basierend auf dem Ausbau persönlicher Stärken, der Aufbau einer neuen Motivation für das Lesen und Schreiben, sowie die Schaffung eines positiven sozialen Umfeldes erreicht werden.[178]

Die Maßnahmen und Methoden während der Therapie leiten sich von dem grundlegenden Anspruch ab, ein Vertrauensverhältnis zwischen Kind und TherapeutIn aufzubauen. Das Kind wird mit seinen Stärken und Schwächen angenommen. Der/die TherapeutIn stellt sich darauf ein, uneingeschränkt auf die Bedürfnisse des Kindes einzugehen. Während der

---

[177] Vgl. Ingrid M. Naegele: FIT - Frankfurter Integrative Therapie. In: Naegele/Valtin (Hrsg.): LRS in den Klassen 1-10, Band 2, S. 204-214, hier S. 205.
[178] Vgl. Naegele, FIT, S. 205.

Therapie steht die Vermittlung von Erfolgserlebnissen im Mittelpunkt der Lern- und Verhaltensstrategie. Diese werden in erster Linie durch die Angleichung der Lern- und Übungsangebote an den individuellen Entwicklungsstand des Kindes erzielt. Bei allen Arbeiten und Spielen wird auf positive Rückmeldungen geachtet. Übungs- und Spielphasen sollen häufig wechseln. Die Zusammenarbeit mit der Schule und dem Elternhaus soll dazu beitragen, die Beziehungen des Kindes zu seinen wichtigen Personen zu verbessern und dadurch Ängste und Konflikte abzubauen.

Kinder leben in der Phantasie- und Märchenwelt und können im Spiel Gefühle der Macht, der Beeinflussbarkeit der Dinge und damit Stärke und Selbstsicherheit entwickeln. Deswegen eignen sich therapeutische Prozesse, in denen sie ihre Stärken mit phantasievollen und spielerischen Formen des Umgangs mit der Schriftsprache entwickeln können, hervorragend für die Erzeugung von Motivation. Die Arbeiten der Kinder werden förderdiagnostisch analysiert, um ein individuelles Förderkonzept weiterzuentwickeln. Das Lese-, Schreib- und Rechtschreibtraining orientiert sich an den subjektiven Voraussetzungen und berücksichtigt die persönlichen Interessen und Lernwege des Kindes.

Viele Kinder, die in die Therapie kommen, sind unkonzentriert und verspielt. Einige leiden an traumatischen Erlebnissen. Mit Entspannungs- und Konzentrationsübungen will man den Druck, der auf ihnen lastet, verringern. Um bei ihnen neue Motivationen für das Lesen und Schreiben zu schaffen, stehen im Mittelpunkt der Förderung produktive Übungen, bei denen sie zugleich Formen finden, in welchen sie sich ausdrücken können. So sollen sie locker spielerisch zur korrekten Rechtschreibung angehalten werden. Didaktische Materialien, Spiele, der Einsatz des Computers und geeignete Kinder- und Jugendbücher werden differenziert eingesetzt. Die kontinuierliche Weiterbildung der TherapeutInnen und die enge Zusammenarbeit mit Eltern und LehrerInnen sollen helfen, die therapeutische Beziehung realitätsnah zu gestalten. Drei Instrumente bilden den Kern dieser Übungen: Die Karteiarbeit, das Verfassen freier Texte und die Projektarbeit.

Die Karteiarbeit

Mit der Wortkartei verfügen die Kinder über einen Wortschatz, dessen korrekte Schreibweise sie sich durch ständige Übungen einprägen können. Dabei wird darauf geachtet, dass spielerische Elemente im Vordergrund stehen und das Kind ständige Erfolgserlebnisse hat.[179] Die vom Kind

---

[179] Vgl. Hannelore Frauenfeld: Ein Förderkonzept für die Grundschule. In: Naegele/Valtin (Hrsg.): LRS in den Klassen 1-10, Band 2, S. 106-109, hier S. 106.

fehlerhaft geschriebenen Wörter werden einzeln auf eine Karteikarte geschrieben und im Karteikasten, der aus praktischen Gründen das Format
DIN A8 oder DIN A7 nicht übersteigen sollte, ganz vorne eingeordnet. Die
Karten werden dabei sinnvoller Weise nach bestimmten Schreibregeln
gegliedert. Besonders wichtige Stellen können vom Kind rot markiert
werden. Das laute Lesen gehört zum Prinzip der Karteiarbeit. Zu Beginn
des Unterrichts werden einige Karten von vorne hervorgeholt, vorgelesen
und an einen Partner weiter gereicht. Ab der dritten Klasse können Wörter vom Partner in kleine Sätze eingebaut und vom Karteiverwalter anhand seiner Karte begutachtet werden und mit einem Plus oder einem
Minus für richtige bzw. falsche Schreibweise gekennzeichnet werden. Die
Pluskarten wandern eine Abteilung weiter, die Minuskarte bleibt vorn –
oder wandert nach vorne, wenn sie aus einer bereits fortgeschrittenen
Abteilung kommt. Insgesamt kennt das System von Frauenfeld fünf Ab-
teilungen. Die fünfmal richtig geschriebenen Wörter werden in einem
Extrakasten abgelegt und nur gelegentlich abgeprüft. Diese Übungen, die
auch mit Eltern oder Geschwistern gemacht werden können, sollten nicht
länger als 15 Minuten täglich dauern.

Freies Schreiben mit lese-rechtschreibschwachen Kindern

Das Schreiben hat für Kinder eine hohe kommunikative Bedeutung. Einige können durch dieses Medium traumatische Erlebnisse ausdrücken und
sich durch selbstverfasste Texte von Belastungen zum Teil frei zu machen. Bei der Verfassung freier Texte steht der Inhalt im Mittelpunkt. Erst
in einem zweiten oder dritten Schritt können Aspekte der Rechtschreibung hinzukommen. Das Üben der Rechtschreibung mit der individuellen
Fehlerkartei sollte grundsätzlich unabhängig vom freien Schreiben erfolgen.

Das freie Schreiben ist etwas sehr Persönliches. Es setzt beim Kind
Emotionen frei und gewährt Einblicke in seine Vorstellungen sowie in
seine Verarbeitungsstrategien von Schrift. Es sollte daher keinem Druck
ausgesetzt sein oder unter Zwang entstehen. Mit selbstverfassten Texten
können Kinder, die in der Schule Angst vor Fehlern und sogar Schreib-
blockaden entwickelt haben, das Vertrauen in ihre Fähigkeiten zum
schriftsprachlichen Ausdruck wiedergewinnen. Da Texte für Kinder kein
Selbstzweck sind und von den anderen Kindern gern gelesen und kom-
mentiert werden, entwickelt sich die Motivation zur Verfassung weiterer
Texte.[180] Das normgerechte Schreiben ergibt sich dabei manchmal "von
selbst", wenn die Frage der Lesbarkeit des Textes angesprochen wird,

---

[180] Vgl. Frauenfeld, ein Förderkonzept, S.108.

denn um den kommunikativen Charakter der selbstverfassten Geschichten zu stärken, werden sie häufig am schwarzen Brett ausgehängt oder als Geschichte der Woche veröffentlicht.[181]

Projektarbeit

Projekte und Wettbewerbe sollen das Lernen auflockern und helfen, eine neue Motivation zu entwickeln.[182] Die Kinder verlieren ihre Scheu vor Büchern und engagieren sich mit eigenen Texten. Um sich dem Leser verständlich zu machen, müssen sie eine saubere Schrift entwickeln und Hilfe in Anspruch nehmen, um normgerecht zu schreiben. Gedichte und Rätsel können Texte auflockern.

Lern- und Spielangebote sollten nach Naegeles Auffassung nur in Einzeltherapien angeboten werden, da Kinder unterschiedliche Stärken und Schwächen mitbringen. Um das Selbstvertrauen des Kindes von Anfang an zu stärken, wird zu Beginn in einem Gespräch am "runden Tisch" zwischen den Erziehungsberechtigten, dem Kind und der Therapeutin bewusst gemacht, was das Kind gern macht. In der Annahme, dass es sich dabei um eine Stärke des Kindes handelt, kann dieser Hinweis den Ausgangspunkt der Therapie bilden.[183] Das Gespräch soll darüber hinaus den Hintergrund beleuchten, in welchem die LRS-Probleme entstanden sind. Aus Fragen über die Schule, über Freizeitaktivitäten, die Familie und das eigene Verhalten kann sich bereits ein Bild über spezifische subjektive Verhaltens- oder Persönlichkeitsmuster ergeben. Das Kind kann ferner aufgefordert werden, einen Brief zu schreiben, in welchem es über seine persönlichen Vorlieben und Abneigungen berichtet. Schul- und Hausarbeitshefte geben weitere Auskunft. Die Erziehungsberechtigten und das Kind werden gebeten, die Beziehungen zu Gleichaltrigen und LehrerInnen zu schildern. Auch besondere Erlebnisse und Verletzungen kommen in dem Gespräch zur Sprache.

Das Beratungsgespräch dient unter anderem dazu, dem Kind Vertrauen zur Therapeutin zu vermitteln. Es bietet somit einen individuellen Einstieg für das zentrale Anliegen der Beratung, den Entwicklungstand des Kindes im Lesen, Schreiben und Rechtschreiben festzustellen. Danach können Hilfestellungen für das Lesen und Schreiben nach dem Stufenplan von

---

[181] Vgl. Heike Urban und Ingrid M. Naegele: "Das ist die vielleicht auch passiert" - Freies Schreiben mit lese-rechtschreibschwachen Kindern. In: Naegele/Valtin (Hrsg.): LRS in den Klassen 1-10, Band 2, S. 140-145, hier S. 140.

[182] Vgl. Ingrid M. Naegele: Förderung in der Sekundarstufe. Mit einem Beispiel aus einem Förderkurs. In: Naegele/Valtin (Hrsg.): LRS in den Klassen 1-10, Band 2, S. 110-121, hier S. 117.

[183] Vgl. Naegele, FIT, S. 207.

Valtin vorgeschlagen und ausprobiert werden.[184] Diese Hilfen sollten nach Auffassung Naegeles immer kombiniert eingesetzt werden. Integrative Therapie bedeutet in diesem Zusammenhang, dass kein Modell oder Regelwerk vorgegeben wird, sondern alle für den Einzelfall relevanten therapeutischen Ansätze der Pädagogik und der Sprachwissenschaft dahin geprüft werden, ob sie dem Kind dauerhaft helfen könnten, seine Lese- und Schreibfähigkeiten zu verbessern.

Naegele erweitert die Kombination verschiedener methodisch-didaktischer Ansätze der Pädagogik und der Sprachwissenschaft um den Bereich der subjektiven Erfahrung des Kindes. Wesentliche Fortschritte verspricht sie sich davon, dass das Kind sein angegriffenes Selbstvertrauen wiedergewinnt. Der Prozess der Stärkung des Selbstwertgefühls wird ihrer Auffassung nach entscheidend durch das Verhältnis des Kindes zur Therapeutin/zum Therapeuten beeinflusst. Um das enge persönliche Verhältnis dieser Therapie zu kennzeichnen, wird diese Gemeinsamkeit mit einer "Liebesbeziehung" gleichgesetzt - wohl, um deutlich zu machen, dass das verängstigte Kind sein Vertrauen in die eigene Kraft und seine verschüttete Unbefangenheit nur wiedergewinnen kann, wenn es auf vorbehaltloses Entgegenkommen trifft.[185]

Die Frankfurter Integrative Therapie verfolgt in jeder Hinsicht eine "positive" Wirkung auf das Kind. Dieses soll nicht nur die Liebe und die Hilfe von professionellen Pädagogen erfahren, es soll darüber hinaus jede Stunde durch die Passung der Aufgabenstellungen mit einem Erfolgserlebnis beenden. Es darf z. B. in freien Texten seine Wut an bestimmten Personen ausdrücken. Seine Hobbys, Interessen und seine Stärken werden nicht aus der Therapie ausgeklammert, sondern bilden zu Beginn der Betreuung eine wichtige Handlungsorientierung. Leistungsdruck und emotionale Belastungen werden in der Therapie nach Möglichkeit vermieden. Integration meint nach dieser Zielsetzung letztlich, dass das Kind sein Selbstwertgefühl in verschiedenen Situationen soweit stärkt, dass es sich zutraut, auf sich selbst gestellt den schulischen Anforderungen zu genügen.

Ein kritischer Punkt wird erreicht, wenn das Kind eine neue Motivation für das Lesen und Schreiben gewonnen, Einsichten in das System der Rechtschreibung entwickelt und insgesamt mehr persönliche Sicherheit erworben hat und der Übergang in die schulische Wirklichkeit näher rückt. In dieser Schlussphase der Therapie erfolgt in der Auswahl von Lese- und Schreibaufgaben eine allmähliche Anpassung an die schulischen Anforde-

---

[184] Vgl. Kapitel 3.1.1!
[185] Vgl. Naegele, FIT, S. 211.

rungen. Bei Spielen und Aufgaben werden bewusst "Frustrationselemente" eingebaut, um auf Konflikte und Widersprüche vorzubereiten. Der/die TherapeutIn achtet in dieser Schlussphase darauf, dass das Vertrauensverhältnis versachlicht wird und leitet eine langsame Lösung von ihm als Bezugsperson ein.

Ob, wann und wie dieser Abnabelungsprozess stattfindet, hängt entscheidend von der subjektiven Konstitution des Kindes ab. Bei schweren Lern- und Verhaltensauffälligkeiten wird sich die Dauer der Therapie naturgemäß erhöhen, bei leichteren Störungen verringern. Wie bei anderen Therapien entscheidet letztlich die soziale Umwelt, ob dem Kind die Integration gelingt. Wenn wichtige Personen, wie die Erziehungsberechtigten oder der/die Lehrer(in) ihre Rolle richtig verstehen, können sie das Kind in dem nachfolgenden Prozess begleiten. Nur ein abgestimmtes Vorgehen zwischen den für das Kind wichtigen Personen kann nach Auffassung von Naegele den Therapieerfolg sichern.

Zusammenfassung und Kritik

Kinder mit LRS fühlen sich oft nicht integriert und eine Therapie, die sich um eine Integration bemüht, beginnt mit einer richtigen Zielsetzung. Naegele hat den Mut, Integration so weit zu fassen, dass ein fach- und therapieübergreifendes Konzept entwickelt wird, welches "kognitive, sprachwissenschaftliche, emotionale, psychologische, kreative, motorische und soziale Elemente" umfasst.[186] Diese Zielsetzung verlangt ein hohes Maß an Unvorgenommenheit im Umgang mit therapeutischen Strategien und Instrumenten.

Das Kind, an dem vielleicht schon eine Vielzahl von Trainingsmethoden zur Verbesserung seiner schriftsprachlichen Fähigkeiten vollzogen wurde, erlebt erstmals die Freiheit, nicht benotete und nicht zensierte Texte zu verfassen. Es darf in einem Projekt mitarbeiten, in welchem seine Rätsel, seine Gedanken oder seine Gedichte veröffentlicht werden - natürlich mit Hilfe des Therapeuten in eine lesbare Form gebracht. Wenn es dann noch ermuntert wird, seinen Hobbys, wie Computer oder Malen nachzugehen, kann es sich selbst gut einbringen. Durch die Karteiarbeit und durch Lese- und Schreibübungen wird wie beiläufig ein Grundstock für das richtige Lesen und Schreiben gelegt.

Was in der Beschreibung dieses seit 15 Jahren erfolgreichen Projekts notwendig idealtypisch ausgedrückt werden muss, um den Persönlichkeit bildenden Charakter der integrativen Psycho- und Lerntherapie darzustel-

---

[186] Naegele, FIT, S. 206.

len, wird in der Praxis sicherlich in widersprüchlichen und konfliktgeladenen Prozessen erfahren. Es wird Siege und Niederlagen geben, die nicht nur aus der Schwere der Störungen herrühren, sondern auch der Hartnäckigkeit geschuldet sind, mit welcher die Kinder individuell sehr unterschiedlich ihr Ziel verfolgen, richtig Lesen und Schreiben zu lernen. Die FIT stellt daher eine wohltuende Alternative zu den meist einseitigen organisch-funktional orientierten Therapien dar. Es handelt sich um ein Rahmenkonzept, in welchem sehr verschiedene Therapieansätze Anwendung finden können, wenn sie sich für das einzelne Kind als nützlich erweisen. Dieser am subjektiven Entwicklungsstand des Kindes orientierte Ansatz bietet die Gewähr, dass "richtige" und "falsche" Lernstrategien nicht deduktiv aus vermeintlich wissenschaftlichen Wahrheiten abgeleitet werden, sondern induktiv aus den Stärken und Schwächen sowie den Bedürfnissen und dem Wohlbefinden des Kindes.

Bei der Analyse dieser strikt einzeltherapeutisch orientierten Methode wurde der Verfasser an den Prolog der "roten Couch" erinnert, einen Roman, in welchem ein amerikanischer Psychotherapeut und Schriftsteller in amüsanter und doch sehr eindringlicher Weise als Quintessenz der psychoanalytischen Erfahrung Wahrhaftigkeit und Authentizität gegenüber dem Patienten fordert. Der Verfasser des Buchs lehnt sich an eine Abhandlung C. G. Jungs an, in welcher die Idee formuliert wird, dass für jeden Patienten eine neue Therapiesprache erfunden werden müsste:

"Ich bin noch einen Schritt weiter gegangen als Jung. Ich habe vorgeschlagen, dass wir für jeden Patienten eine neue Therapie erfinden, dass wir den Gedanken der Einzigartigkeit eines jeden Patienten ernst nehmen und für jeden von ihnen eine einzigartige Psychotherapie entwickeln". [187]

Die Konsequenz dieser Überlegung ist weit reichend und radikal. An die Stelle der therapeutischen Beziehung, die durch ein fachlich begründetes Autoritätsgefälle gekennzeichnet ist und in welcher der Therapeut sich zumindest den Anschein gibt, dass er nie den Boden der Neutralität verlässt, tritt die persönliche Beziehung. Der Therapeut durchbricht bewusst an manchen Stellen das Regelwerk von Maßnahmen und Deutungen, offenbart seine eigene Biografie und seine Verletzlichkeit und gibt auf diese Weise dem Patienten die Chance, Vertrauen zu entwickeln. Man kann sich vorstellen, welche Romanfiguren der Schriftsteller aus diesem brillanten Einfall schöpft, wie aus psychoanalytischen Beratungen schicksalhafte Begegnungen werden und wie egoistische, karrieristische und eifer-

---

[187] Irvin D. Yalom: Die rote Couch. München: Goldmann, 1998, S. 14.

süchtige Motive auf beiden Seiten ein Netz von persönlichen und moralischen Verstrickungen schaffen.

Was das Lesen dieses Romans so reizvoll macht sind jedoch nicht die Schicksale, sondern die Tatsache, dass die Grundidee dem Zeitgeist nach authentischer Handlungsorientierung entspricht. Eine psychologische Diagnose oder auch nur eine Deutung ist zugleich ein Stigma. "Etiketten" sagt der gealterte und weise gewordene Therapeut Dr. Trotter in dem Roman, "vergewaltigen die Menschen. Sie können nicht das Etikett behandeln; Sie müssen den Menschen hinter dem Etikett behandeln".[188] Der Patient bringt dem Therapeuten Vertrauen entgegen, wenn dieser ihn wie ein Individuum behandelt. Umgekehrt kann ein Patient hunderte von Stunden in Beratungsgesprächen verbringen, die bei ihm keine Entwicklung auslösen, weil der Therapeut nichts von sich mitteilt und die Therapie keinen einzigen ehrlichen Augenblick hatte.[189] Dem entspricht die Erkenntnis, dass es umso schwieriger wird, eine Diagnose zu erstellen, je besser man einen Patienten kennt. Er passt in keine Denkschablone mehr.

In der Frankfurter Integrativen Therapie finden sich zahlreiche Ansätze, die dem radikalen Verständnis von Einzeltherapie als persönliche Beziehung entsprechen. Wie anders sollen Vertrauen aufgebaut, die persönliche Interessenlagen berücksichtigt oder Spiel und Spaß stattfinden als durch den persönlichen Bezug? Die Devise könnte überspitzt lauten: Gut ist, was dem LRS-Kind nützt. Der Gefahr einer Spaßtherapie entgehen die Frankfurter Pädagogen, indem sie das zentrale Anliegen nicht aus dem Auge verlieren, die Verbesserung des Erwerbs der Schriftsprache. Diesem Ziel dienen die Übungen im Lernkreis.

Zusammenfassend kann man feststellen, dass die FIT eine gelungene Alternative zu den medizinisch orientierten Trainingsmethoden von angeblichen Teilleistungsschwächen darstellt, welche das Kind immer in die Rolle eines Objekts rücken. Der Gegensatz zu dieser Praxis wird hier als konsequent integratives Angebot an die Betroffenen formuliert. In diesem Konzept können sich die in unterschiedlichen Schweregraden durch Stigmatisierungen verängstigten Kinder als Subjekte wieder finden und - das ist das eigentlich Neue - selbst daran mitwirken, eine für sie passende und damit jeweils einzigartige Lernstrategie zu entwickeln. Dass dieses Konzept den Experten verschiedener Fachrichtungen wenig zusagt, ist verständlich: Ihre teuren Diagnosen und Deutungen sind weniger gefragt, wenn das Kind seinen eigenen Handlungs- und Interessenmustern folgen

---

[188] Yalom, Die rote Couch, S. 33.
[189] Vgl. Yalom, die rote Couch, S. 155.

darf und ihm statt der gewohnten Abwertung Vertrauen entgegengebracht wird.

Die Arbeit des FIT basiert auf der Annahme, dass das Gefühl der Sicherheit und Geborgenheit beim Kind die beste Grundlage für gewünschte
Verhaltens Änderungen darstellt. Diese positive Erziehungsstrategie wird
in der Regel von Pädagogen vertreten, die sich einem humanistischen
Menschenbild verpflichtet fühlen, das die Einzigartigkeit jedes Menschen
hervorhebt. Vielleicht liegt hier ein kritischer Punkt der im übrigen sehr
konsequent auf die Selbsttätigkeit des Kindes ausgerichteten FIT: "Gebo-
rene Erzieher" können durch ihre natürliche und unvoreingenommene Art
ein Vertrauensverhältnis schaffen, in welchem die Bereitschaft des Kindes
wächst, Blockaden abzubauen und Lernschritte in einem bis dahin angst-
besetzten Bereich zu machen. Die Entwicklung des Kindes ist dann an die
Besonderheit dieses persönlichen Verhältnisses gebunden. Es "schwört"
auf diese(n) PädagogIn und kann mit keiner/keinem anderen. Zu fragen
wäre daher, ob das FIT auch in anderen Städten erfolgreich angewandt
wird, d. h. übertragbar ist, und wie den Pädagogen des FIT die Gradwan-
derung gelingt, ein persönliches Verhältnis als therapeutische Beziehung
aufzubauen und gleichzeitig die persönliche Abhängigkeit zu vermeiden.

4.4 Legasthenie als Talentsignal (Ronald D. Davis)

Der Amerikaner Davis, in der Kindheit selbst ein Legastheniker, hat in seinem Aufsehen erregenden Buch die These aufgestellt, dass die Lernbehinderung nur einen Aspekt der Legasthenie darstellt und auf einer geistigen Funktion beruht, welche auch Genialität erzeugt. Zahlreiche berühmte Persönlichkeiten der Geschichte, die in ihrer Kindheit Legastheniker waren, haben nicht trotz, sondern *wegen* ihrer besonderen geistigen
Qualität der Intuition auf ihrem Gebiet Höchstleistungen in ihrer Zeit er-
bracht, so Albert Einstein, Charles Darwin, Thomas A. Edison, Leonardo
da Vinci, Walt Disney, John F. Kennedy, Robert Kennedy, General Dwight
D. Eisenhower, Nelson Rockefeller und andere.[190] Als grundlegende Fähigkeiten, die alle Legastheniker besitzen, bezeichnet Davis :

1. Nutzung der Fähigkeit des Gehirns, Sinneswahrnehmungen zu verändern bzw. zu erzeugen.

2. sehr bewusste Wahrnehmung ihrer Umgebung

3. überdurchschnittliche Wissbegierde

---

[190] Vgl. Ronald D. Davis: Legasthenie als Talentsignal: Lernchance durch kreatives
Lesen, 6. Aufl., Kreuzlingen; München: Ariston, 1997, S. 22.

4. ihr Denken erfolgt vorwiegend in Bildern

5. starke Intuition und scharfer Verstand

6. Vielschichtigkeit ihrer sinnlichen Wahrnehmung und ihres Denkens

7. Erdachtes wird als real erlebt

8. lebhafte Phantasie

Diese acht Grundfähigkeiten können nach Davis zu überdurchschnittlicher Intelligenz und hoher Kreativität führen, wenn sie nicht von Eltern und Erziehern abgewertet und unterdrückt werden. Er fordert daher zu einem Paradigmenwechsel in der Betrachtung der Legasthenie auf, bei welcher die LRS nicht länger als Behinderung, sondern als Talent angesehen wird. [191] Davis stützt sich auf die Erkenntnisse über die unterschiedliche Funktion der beiden Gehirnhälften. Während die linke Seite überwiegend lineare, logische und verbalisierte Denkprozesse unterstützt, werden in der rechten Gehirnhälfte intuitive, bildhafte, nonverbale Prozesse hervorgebracht. Das Zusammenwirken beider Gehirnhälften erzeugt das für das menschliche Denken charakteristische "Verstehen", d. h. Informationen der Sinne werden durch logische und z. T. auch intuitive Denkprozesse zu einem einheitlichen Sinnverständnis des Individuums koordiniert.

In diesem Zusammenhang kann die Vermutung geäußert werden, dass Legastheniker zur nonverbalen Begriffsbildung neigen. Dieses Denken ist im Vergleich zur Verbalisierung sehr schnell. Die meisten Menschen spezialisieren sich im Laufe ihres Lebens, indem sie überwiegend die linke Seite ihrer Gehirnhälfte benutzen. Legastheniker beginnen jedoch sehr früh - Davis nimmt sogar an: als Säugling im Alter von drei Monaten! - sich auf intuitive Wahrnehmungen zu stützen.

> *"Wir wollen nun die Geschichte eines potentiellen Legasthenikers erzählen, den wir kurz P.L. nennen. Der kleine P.L. ist drei Monate alt und liegt in seinem Kinderbett. Von dort, wo er liegt, kann er nur das Ende eines Schranks sehen und einen Ellbogen, der hinter der Kante herausragt. Falls er die Gehirnzellen aktiviert, die seine Wahrnehmung verändern, sieht er nicht mehr bloß, was die Augen sehen, sondern noch etwas anderes. Wenn er neugierig genug ist, um wissen zu wollen, wem der Ellbogen gehört, kann er ohne große Anstrengungen weitere Merkmale zum Ellbogen hinzufü-*

---

[191] Vgl. Davis, Legasthenie, S. 24.

gen und das Gesicht der Person sehen. Wenn er das Gesicht sieht,
kann er erkennen, dass es die Person ist, die ihn füttert."[192]

Das Talent des kleinen P.L. besteht darin, ein Gesicht zu "sehen", das er nur intuitiv über die Wahrnehmung des Ellbogens vermuten kann. Diese Fähigkeit entwickelt das Kind in den nächsten Jahren zu großer Meisterschaft, legt damit aber möglicherweise gleichzeitig die Grundlage für eine spätere Lernbehinderung, denn es kann sein, dass es im Alter von drei Jahren, wenn das analytische und logische Denken bei Kindern normalerweise einsetzt, schon so an seine schnelle intuitive bildhafte Erfassung der Dinge gewöhnt ist, dass es kein Bedürfnis für das logische System der Sprache spürt.[193] Kinder, die stundenlang vor dem Fernseher sitzen, machen vielleicht ebenfalls die Erfahrung, dass die schnelle Abfolge der Bilder so in ihnen weiter lebt, dass sie wenig Neigung spüren, sich zu verbalisieren. Auch darin liegt eine latente Gefahr der Legasthenie. Das häufig bei Jugendlichen zu beobachtende schnelle Sprechen kann ebenfalls in der Gewohnheit des bildhaften Denkens wurzeln: Der Mund kann nicht mit dem schnellen intuitiven Denken mithalten und "sprudelt über", so dass - wie bei kleineren Kindern häufig zu beobachten - die Wörter ineinander laufen und ein oft unverständliches Wirrwarr von Lauten zu hören ist.[194]

Die Reaktion der Erwachsenen auf die Besonderheit der Wahrnehmung des Kindes kann sehr unterschiedlich ausfallen und hängt auch von dem Sprachverhalten des Kindes ab. Natürlich kann ein Kind, das bereits früh eine Meisterschaft im bildhaften Denken erwirbt, sprechen und die gesprochene Sprache verstehen. Aber es kann zurückhaltend sein, verträumt und seinen Phantasiebildern folgen und den Eindruck der geistigen Zurückgebliebenheit erwecken. Eltern können darüber erschrecken und schon früh Ängste entwickeln, das Kind könnte den schulischen Anforderungen nicht gewachsen sein. Diese Versagensangst kann sich auf das Kind übertragen. Es gibt aber sicherlich auch muntere bildhaft denkende Kinder, welche die Erwachsenen durch kreative Wortschöpfungen überraschen und ergötzen und sich zu kleinen Lieblingen der Familie mausern.

In jedem Falle kann es am ersten Schultag ein jähes Erwachen für das Kind geben, da es den Sinn der Striche, welche die Lehrerin an die Tafel malt, indem sie z. B. die Buchstaben ROT verwendet, nicht versteht, denn

---

[192] Davis, Legasthenie, S. 89.
[193] Vgl. Davis, Legasthenie, S. 95.
[194] Vgl. Davis, Legasthenie, S. 96.

die das Tafelbild könnte auch ganzheitlich als Bild gelesen werden. Je mehr es sich anstrengt, umso verwirrter wird es. Die bisherige Methode der ganzheitlichen Erfassung eines Dings durch die Wahrnehmung eines (typischen) Teils versagt bei den Buchstaben völlig. Hier handelt es sich um ein logisches System und ohne das lineare analytische Denken ist das Kind in der Schule ein "Versager". Da weder das Kind noch Lehrer und Eltern verstehen, dass die Langsamkeit und "Begriffsstutzigkeit" nicht unbedingt auf eine Minderbegabung oder Beschränkung zurückzuführen ist, sondern im Grunde ein Talent zur schnellen Erfassung von Zusammenhängen darstellt, das allerdings für das Erlernen der Schriftsprache ungeeignet ist, nimmt das Kind Bemerkungen der Erwachsenen, z. B. es sei "schwer von Begriff" als Realität und bildet die emotionale Basis, die sein Selbstbewusstsein untergräbt: Es nimmt wider Willen seine Rolle als Legastheniker an, da eine schnelle Lösung seines Problems - die Ausbildung logisch-analytischen Denkens - nicht so schnell zu erreichen ist.[195]

Kinder entwickeln oft eine Meisterschaft im Erkennen von Wörtern, indem sie von bekannten Silben auf das Wort schließen. Diese Fähigkeit führt jedoch in eine Sackgasse, weil die Regeln der Wortbildung dabei nicht erkannt bzw. ignoriert werden. Durch Tricks und Kniffs versuchen sie ihrem Dilemma zu entgehen, z. B. durch mechanisches Auswendiglernen oder starke Konzentration. Irgendwie kommen sie dadurch in der Welt der Wörter zurecht und die Eltern und Lehrer freuen sich über die "Fortschritte". Nach Auffassung Davis erwirbt das legasthenische Kind durch dieses Training, das seinem Talent der intuitiven und assoziativen Erfassung entgegenläuft, eine lebenslange Behinderung, das Zwangsverhalten. Davis gibt jedoch nicht der Umwelt die Schuld für dieses Versagen, sondern betont, "dass der Legastheniker selbst seinen Zustand verursacht."[196] Es handelt sich also um einen subjektiven Vorgang, der durch die "Einzigartigkeit" der kindlichen Wahrnehmung hervorgerufen wird. Unverständlich ist daher der Vorwurf von Grissemann, die Theorie von Davis stelle ein "spätes Aufflackern des medizinischen Paradigmas" dar.[197] In Wirklichkeit ist Davis' Ansatz der Wahrnehmungs- und Persönlichkeitstheorie zuzuordnen.

Ein entscheidender Begriff in Davis' Theorie ist die Desorientierung. Darunter ist eine mangelhafte kognitive Orientierung bzw. eine nicht realitätsgerechte Wahrnehmung zu verstehen. Der Verstand realisiert etwas, was mit den Gegebenheiten der Außenwelt nicht übereinstimmt. Jeder

---

[195] Vgl. Davis, Legasthenie, S. 102.
[196] Davis, Legasthenie, S. 105.
[197] Grissemann, Legasthenie, S. 13.

kennt dieses Phänomen. Typische Beispiele sind die Seekrankheit, plötzlich auftretende Schwindelgefühle beim Autofahren, das Gefühl des Fallens, wenn man an einer Klippe steht und hinunterschaut, das Gefühl, selbst zu fahren, wenn z. B. ein Zug auf dem Nachbargleis sich bewegt, oder das Hören von Geräuschen, die gar nicht existieren.[198] In all diesen Fällen bewegt sich der Wahrnehmende in einer "Realität", die der Wirklichkeit nicht entspricht. Legasthenie ist für Davis "das Produkt des Denkens und einer besonderen Art der Reaktion auf das Gefühl der Verwirrung."[199]. Beim Lesen und Schreiben bedeutet Desorientierung, dass für das in Bildern denkende Kind seine besondere Begabung zur Erforschung der Dinge und Ereignisse des realen Lebens sich in das Gegenteil verkehrt: ein in sich geschlossenes künstliches symbolisches System der Bedeutungszuordnung von Lauten und Zeichen wird durch intuitive Wahrnehmung so verstellt und verdreht, dass Lesen und Schreiben fast unmöglich wird.

> *"Wenn wir desorientiert sind, werden alle Sinneswahrnehmungen (außer Geruch und Geschmack) verändert. Das Gehirn sieht nicht mehr, was die Augen sehen, es hat eine veränderte Wahrnehmung der Bilder. Das Gehirn hört nicht mehr, was die Ohren hören, es hat eine veränderte Wahrnehmung der Geräusche. Entsprechendes geschieht mit allen anderen Wahrnehmungen, inklusive Tastsinn, Gleichgewichtssinn, Bewegungssinn und Zeitsinn."*[200]

Die bei allen Menschen zu beobachtende Erscheinung, dass das Gehirn bestimmte Wahrnehmungen nicht sofort einordnen kann und deswegen ein Zustand der Desorientierung eintritt, macht sich bei Legasthenikern besonders störend bemerkbar, weil sie es von Kind auf gewohnt sind, ihrer schöpferischen Einbildungskraft und ihren Phantasien und Tagträumen zu folgen. Beim Lesen nimmt die Desorientierung ständig zu, ohne dass das Kind diesen Zustand durch intuitive Wahrnehmung kompensieren kann.

> *"In diesem Moment sieht der Legastheniker gar nicht mehr, was wirklich auf dem Papier <u>steht</u>, sondern was er dort zu sehen <u>glaubt</u>. Da das Symbol keinen Gegenstand, sondern nur den Laut eines Wortes darstellt, der auf einen Gegenstand, eine Handlung oder einen Begriff hinweist, trägt die Desorientierung nichts zum Verständnis des Wortes bei. Und da er das Symbol nicht versteht,*

---

[198] Vgl. Davis, Legasthenie, S. 136.
[199] Davis, Legasthenie, S. 27.
[200] Davis, Legasthenie, S. 36.

macht er einen Fehler. Diese Fehler sind die primären Symptome
der Legasthenie."[201]

Davis thematisiert hier die mangelhafte Fähigkeit bei Kindern mit LRS, das Verhältnis von Laut und Buchstabenbezug zu erkennen. Grissemann spricht in diesem Zusammenhang von einer Überforderung dieser Kinder. Diese bewirkt u. a., dass die Gestalt und Abfolge von Zeichen (Buchstaben und/oder Ziffern/Sonderzeichen) verändert oder vertauscht erscheinen. Wörter oder Zeilen werden nur halb gelesen, ausgelassen, verändert, durch andere ersetzt oder übersprungen.[202] Das Gehör realisiert die Laute nicht mehr richtig und es kommt zu Schwierigkeiten bei der Aussprache, besonders bei Schriftzeichen, die aus zwei Buchstaben bestehen, wie ck, ch, und ph. Diese Überanstrengung kann in Extremfällen Schwindelgefühle hervorrufen. Gleichzeitig kommt es zu einer Störung des Zeitsinns (Hyperaktivität, schwaches Zeitgefühl, ausgedehntes Tagträumen).[203]

Davis schlägt als Therapie einige eigenwillige Wahrnehmungs- und Konzentrationsübungen vor, die ich hier nicht weiter untersuche. Mir erscheint sein theoretischer Ansatz aus mehreren Gründen jedoch bedenkenswert:

1. Legasthenie wird nicht einseitig als Schwäche betrachtet, sondern als die Schattenseite der Begabung zur schöpferischen bildhaften Wahrnehmung der Dinge und Ereignisse. Belegen kann Davis diese Behauptung allerdings nicht.

2. Das Subjekt ist die Ursache seiner Wahrnehmungsstörung.

3. Die Biographie eines Kindes kann frühe Symptome zeigen, die auf ein späteres legasthenisches Problem hinweisen können, z. B. außergewöhnliche Neugier, frühes Laufen lernen, Tagträumen, schöpferische Betätigung, Vernachlässigung des sprachlichen Ausdrucks.

4. Es sind nicht die Umweltbedingungen, die das Kind prägen, sondern das Kind prägt seine Umwelt durch seine besondere Begabung.

5. Die Reaktion der Eltern auf das Kind ist für sein Selbstvertrauen von großer Bedeutung. Wenn das Kind für sein schöpferisches Verhalten gelobt und es gelassen wird, können auch nachfolgende Probleme, die aus dem mangelhaften Logikverständnis resultieren, leichter bewältigt werden. Wenn das Kind dagegen schon früh gegängelt und zum "Normalverhalten" gedrängt wird, können auftretende Lese- und Schreib-

---

[201] Davis, Legasthenie, S. 39.
[202] Vgl. Davis, Legasthenie, S. 137.
[203] Vgl. Davis, Legasthenie, S. 139.

probleme in der Schule für das Kind der "Beweis" sein, das es "nicht normal" ist.

6. Eine erneute Wende der Legasthenieforschung müsste daher in einer Abkehr von der bereits unübersichtlich gewordenen Symptomforschung und einer Hinwendung einem biographisch-subjektiven Ansatz bestehen. Auf der Basis des Davis-Ansatzes könnte dieses jedoch nicht geschehen, da dieser zu viele spekulative Elemente enthält.

Zusammenfassend kann man feststellen, dass der Ansatz von Davis die Schnittstelle zwischen empirischer Symptomforschung und Persönlichkeitstheorie markiert. Während jedoch die Versagensangst als Symptom bzw. Folgeerscheinung in bestehende Ansätze integriert wird, bleibt dem Desorientierungs- bzw. Talent-Ansatz von Davis die Anerkennung versagt, weil er nicht "empirisch" ist.[204] Unsere Hauptaufgabe besteht jedoch darin, zu verstehen, wie es zur LRS kommen kann. Der intuitive Beitrag eines Mannes, der selbst unter Legasthenie gelitten hat und gleichzeitig hervorragende Leistungen auf anderen Gebieten als Ingenieur und Bildhauer zeigte, kann sicherlich helfen, Licht auf bisher unbekannte Prozesse der LRS-Entstehung zu werfen. Bemerkenswert ist vor allem die Umkehrung der Betrachtungsweise, die Kindern und Erwachsenen mit LRS die Möglichkeit gibt, selbstbewusst und gelassen auf ihre Schwäche, die zugleich ein Signal für ihr Talent sein kann, zu reagieren.

4.5 20 Jahre nach der Reformdiskussion

20 Jahre nach der Revision des Legastheniebegriffs zeichnet sich eine widersprüchliche Situation ab. Der radikale Schwenk von der Auffassung der Legasthenie als Krankheit zur Forderung nach einer "guten Schule" hat zu einer verbreiteten Auffassung unter Lehrern geführt, dass es Legasthenie nicht mehr gibt. Fördermaßnahmen an Schulen wurden aufgehoben, entsprechende Mittel gekürzt und die Lehrer insgesamt angehalten, Kinder mit LRS in den Unterricht zu integrieren.[205] Auf der anderen Seite hat die erhöhte Aufmerksamkeit, die der (gestörte) Schriftspracherwerb seit Mitte der 70er Jahre erfuhr, zu zahlreichen Studien, Praxisbeobachtungen und Fördermaßnahmen geführt, durch welche unser Verständnis von der Komplexität der Sprache und des Zusammenhangs von Wahrnehmungsstörungen und Sprachstörungen bei Kindern gewachsen ist.

---

[204] Vgl. Grissemann, Legasthenie, S. 16.
[205] Vgl. Hans Grissemann: Von der Legasthenie zum gestörten Schriftspracherwerb, Bern; Göttingen; Toronto; Seattle: Huber, 1996, S. 9.

Der Wandel des Legastheniekonzepts hatte zur Folge, dass die Position der verschiedenen "Schulen", zwischen denen keine Annäherung mehr möglich schien, sich verhärtete und von heftigen Kontroversen begleitet war.[206] Heute lassen sich mindestens fünf Hauptrichtungen in Deutschland feststellen:

1. Die ganzheitliche persönlichkeitspsychologische Betrachtungsweise von Betz und Breuninger[207]

2. Die Fortsetzung empirischer Studien zu sensomotorischen Differenzierungen von Legasthenikern

3. Entwicklungstheorien und empirische Studien zum Schriftsprachgebrauch und zur Schriftsprachaneignung

4. Systemtheoretische Redundanztheorien

5. Der integrative Ansatz von Naegele

In der Praxis der Förderung bzw. der Therapie gibt es dementsprechend unterschiedliche Haltungen. Während einige Institutionen unbeirrt am klassischen Konzept der Teilleistungsschwächen festhalten, stellen andere sich aus dem breiten "Angebot" der unterschiedlichen Erklärungs- und Förderungsansätze ein "passendes" Konglomerat wissenschaftsorientierter Konzepte zu einem "kunterbunten Ad-hoc-Angebot(e)" zusammen.[208]

Von der in der Symptombeschreibung festgefahrenen Legasthenieforschung gehen kaum noch brauchbare Impulse aus. Gleichzeitig zeigt sich an den Schulen ein immer größerer Teil der Schüler den Schriftsprache-Anforderungen nicht mehr gewachsen. So einseitig die frühere Betrachtung von Legasthenie als individuelles Schicksal und Krankheit war, so wenig hilfreich hat sich die Umkehrung des Problems erwiesen, nur noch die institutionellen Bedingungen der Schule zu betrachten.[209] Wird das Augenmerk lediglich auf die schulischen Bedingungen gerichtet, stellt sich weniger die Frage nach den ursächlichen Bedingungen von Defiziten in bestimmten Fähigkeiten, d. h. es findet ein Kurieren am Symptom statt mit dem Ziel, die Defizite zu kompensieren. Was dieses Vorgehen für die

[206] Vgl. Grissemann, Legasthenie, S. 10.
[207] Vgl. Kapitel 5.1!
[208] Vgl. Grissemann, Legasthenie, S. 10.
[209] Vgl. Achim Zimmermann: Zur Prävention von Leselernschwierigkeiten: Erste empirische Befunde zur Differenzierungsprobe von Breuer und Weuffen, in: Manfred Beck und Gerd Mannhaupt (Hrsg.): Prävention und Intervention bei Schulschwierigkeiten: neue Ansätze für die Arbeit in der Schule, Tübingen: Dt. Ges. für Verhaltenstherapie, 1986, S. 17-30, hier S. 17.

Persönlichkeit des Kindes bedeutet, bleibt außer Betracht. Der Zweck heiligt die Mittel.

Ein Teil der Kinder bringt nicht die erforderlichen Differenzierungsfähigkeiten mit, welche die Voraussetzung für eine schnelle, dem Tempo in der Schule angemessene Bewältigung der Lese- und Schreiblernprozesse darstellen. Die Ursachen für schlechtere Leistungen beim Lesen und Schreiben sind in strukturellen Besonderheiten der kindlichen *Persönlichkeit* zu suchen, d. h. sie sind zentral bedingt und nicht auf LRS beschränkt.[210] Besonderheiten der Anregungssituation für das Sprechen, Lesen und Schreiben in der Familie können schlechtere Leistungen von Schülern mit vermuteten Lese-/ Rechtschreibschwierigkeiten nicht erklären, da es sich hierbei um grundlegende Fähigkeiten der logischen Analyse handelt, zu denen sich jedes Kind als Subjekt Zugang verschafft - oder nicht. Es setzt sich immer häufiger die Erkenntnis durch, dass nur eine komplexe ganzheitliche Betrachtungsweise die tief liegenden Prozesse der Persönlichkeit, die zu LRS-Problemen führen können, transparent machen kann.

4.6 Die Unzulänglichkeit monokausaler oder multifaktorieller Ursachenforschung

Bei der Untersuchung der bisherigen Ansätze wurde deutlich, dass die Komplexität der Erscheinung LRS durch lineare Kausalitäts-Beziehungen nicht hinreichend erklärt werden kann, weder durch einfache, noch durch multifaktorielle Modelle. Im Einzelnen konnte gezeigt werden:

- Die Vermutung von körperlichen *Funktionsschwächen* des sensomotorischen Apparates ist nicht haltbar, da auch Kinder ohne LRS sog. Teilleistungsschwächen im Bereich der visuellen und auditiven Wahrnehmung zeigen und andererseits Kinder mit Wahrnehmungsschwächen gute Leser und Rechtschreiber sein können. Raumlage-Labilität, Linkshändigkeit, Linksäugigkeit oder gekreuzte Hand-Augen-Dominanz haben keine signifikante Beziehung zu Lese- Rechtschreibschwierigkeiten.[211] Die Behauptung, dass Legasthenie eine Krankheit ist, ist demnach falsch. Eine Übertragung allgemeiner sensorischer Schwierigkeiten auf sensorische Schwächen beim Lesen oder Rechtschreiben konnte nicht nachgewiesen werden.

---

[210] Vgl. Zimmermann, Prävention, S. 19.

[211] Vgl. Renate Valtin: Legasthenie - Theorie und Untersuchungen. Weinheim: Beltz, 1979, 3. Aufl. 1974.

- Die These, dass Legastheniker spezifische Fehler machen, die bei anderen Kindern nicht vorkommen, konnte widerlegt werden. Sämtliche Fehlerarten kommen auch bei nicht-rechtschreibschwachen Kindern vor. Allerdings steigt die Wahrscheinlichkeit ausgefallener Fehler mit der Fehlerhäufigkeit.[212]

- Die These, dass intelligente Kinder mit Lese- Rechtschreibschwierigkeiten besser gefördert werden können als weniger intelligente Legastheniker, ist nicht erhärtet.

- Auch die Behauptung, dass (familiäre) *Umweltbedingungen* Legasthenie (mit)verursachen, kann lediglich Plausibilität für sich beanspruchen, ein empirischer Beweis ist bisher ausgeblieben. Faktoren wie der Erziehungsstil der Eltern, eine lesefreundliche/ unfreundliche Umgebung, sowie psychologische "Fallen" einer widersprüchlichen Familienstruktur (Sündenbock, Überbehütung durch die Mutter, Double-bind-Kommunikation) können zwar mit Problemen des Kindes in der ersten Grundschulklasse korrelieren; bei näherer Betrachtung weisen jedoch sowohl Kinder mit förderlichen Umweltbedingungen schlechte Ergebnisse, wie Kinder mit wenig förderlichem Familienhintergrund gute Erfolge im Lesen und Rechtschreiben auf. Dieser Befund lässt eher die Schlussfolgerung zu, dass subjektive Faktoren in der Persönlichkeit des Kindes für die Aufnahmefähigkeit eines Kindes den Ausschlag geben.

- *Entwicklungsstörungen* bezogen auf den Prozess des Schrift*spracherwerbs* sprechen einen zu engen Ausschnitt der Persönlichkeitsentwicklung und der kognitiven Fähigkeiten an, so dass die Vertreter dieses Ansatzes zur Unterstützung ihrer Annahmen auf die Biographie und die Lebenserfahrungen eines Individuums oder auf eine Kombination mehrerer Erklärungsmodelle zurückgreifen. Dadurch ist jedoch keine klare Aussage über die spezifisch *schriftsprachliche Entwicklung* von LRS mehr möglich. Die vorgeschlagenen Entwicklungsstufen des Lesens und Rechtschreibens verbessern unsere Erkenntnisse über Stufen des Sprachlernens, geben aber keine Antwort auf die Frage, warum Kinder plötzlich (unerwartete) *Sprünge* in dieser "Entwicklung" machen. Da es sich dabei offensichtlich um das "Geheimnis" des Kindes handelt, gilt es, sich in die subjektive Lage des Kindes zu versetzen und nicht, objektive Phasen der äußeren Entwicklung (Anpassung) zu rekonstruieren, die der persönlichen Entwicklung nicht entsprechen. Das Problem liegt offenbar im Begriff der Entwicklung selbst, der (oft unausgesprochen)

---

[212] Vgl. Michael Angermeier: Ist die Legasthenieforschung am Ende?, in: Grundschule 1976, S. 116--117, hier S. 116.

auf einem Phasenmodell basiert. Im Bereich der Persönlichkeitsentwicklung wird Entwicklung jedoch besser *als Wachstum von komplexen und nicht ausschließlich von Teil- Fähigkeiten* verstanden.

- *Psychologische Ansätze* thematisieren einen zu weiten Umkreis von Verhaltensmerkmalen wie Motivation und Angst und Selbstbewusstsein und können daher für die spezifische Erklärung von LRS-Erscheinungen nur als Hintergrundinformationen herangezogen werden. Betz/Breuninger haben mit ihrer These vom "Teufelskreis Lernstörungen" dazu beigetragen, die subjektive Verfassung von Kindern bei Misserfolgserlebnissen zu rekonstruieren, und bezogen mit ihrem Begriff der "Strukturellen Lernstörungen" den Tiefenbereich der Persönlichkeit und damit die Einheit der Person in die Betrachtung der Ursachen von LRS ein. Dieser psychologische Ansatz ist von Zusammenfassend kann man feststellen, dass es so viele Symptome der Legasthenie gibt, wie es Legastheniker gibt. Verallgemeinerungen, d. h. für alle gültigen Beschreibungen, können auf der Ebene der Symptomatik nicht formuliert werden. Die Familienbedingungen können z. B. nur im Hinblick auf die subjektiven Empfindungen und Handlungsmuster eines einzelnen Kindes analysiert werden. Während ein Kind, das in einer lesefreundlichen Atmosphäre aufwächst, vielleicht aus Trotz, Verträumtheit oder anderen Neigungen kaum Gebrauch von Anregungen macht, kann die Motivation eines anderen Kindes, das in der Familie nur selten Bücher und Gespräche vorfand, ein Bedürfnis entwickeln, dieses Defizit (in der Schule) auszugleichen. Unumstritten ist, dass legasthenische Kinder in der sprachlichen Leistungsfähigkeit (Lautunterscheidung, Artikulation, Grammatik, Wortschatz) schlecht abschneiden.[213] Da alle Erklärungen dieser Tatsache durch objektive Faktoren bisher völlig unzureichend geblieben sind, ist es erforderlich, grundlegend umzudenken. Versuche, immer neue "objektive" Faktoren ins Feld zu führen, wie z. B. geschlechtsspezifische Unterschiede im Sprachgebrauch[214], fügen lediglich ein neues Symptom hinzu. Man kann man daher von der Annahme ausgehen, dass überwiegend sub*jektive*, in der Persönlichkeit eines heranwachsenden Kindes bereits sehr früh ausgeprägte Wahrnehmungen ein Hindernis für das Lesen und Rechtschreibung darstellen.

---

[213] Vgl. Angermeier, Legasthenieforschung, S. 116.

[214] Vgl. Sigrun Richter und Hans Brügelmann (Hrsg.): Mädchen lernen anders lernen Jungen. Geschlechtsspezifische Unterschiede beim Schriftspracherwerb, CH-Bottighofen am Bodensee: Libelle, 1994.

5. Sartre und Flaubert – zwei berühmte Schriftsteller beim Schulbeginn in Lese- und Rechtschreibnot

5.1 Der pädagogische Teufelskreis

Die Lese/Rechtschreibschwierigkeiten sind weder in ihrer Entstehung noch in ihren Auswirkungen als bloße Teilleistungsstörung zu verstehen. Sowohl bei der Ursachenklärung wie bei den Folgen sollte die ganze Persönlichkeit in den Blick genommen werden. Im Folgenden wird zunächst der Ansatz von Betz und Breuninger referiert, welche wie keine anderen Autoren den sozialpädagogischen Kontext analysieren, in welchen das Kind mit LRS sich wie in einen Teufelskreis gestellt sieht. Im Anschluss daran wird die Kindheit eines berühmten Schriftstellers des 19. Jahrhundert, Gustav Flaubert durchleuchtet, mit der Absicht, die Gründe für dessen anfängliche Schwierigkeiten beim Lesen und Schreiben im Erleben der Persönlichkeit zu analysieren. Dieses vorhaben wurde möglich durch das umfangreiche Werk Jean Paul Sartres, welcher in fünf umfangreichen Bänden unter dem Titel „Der Idiot der Familie" den Werdegang seines schriftstellerischen Vorbilds, Flaubert, ausforscht. Sartre selber hatte aus gänzlich anderen Erlebnissen in der Kindheit anfängliche Schwierigkeiten beim Lesen und Schreiben, die er auch gänzlich anders als Flaubert verarbeitet. Seinen Umgang mit Wörtern als kleiner Junge hat er in der kleinen Schrift „die Wörter" nieder gelegt. Auf diese prägnanten Schilderungen seines Umgangs mit Wörtern und Sprüchen der Erwachsenen und die damit verbundene Schauspielerei wird zunächst eingegangen, bevor die umfangreichere, weil im Erleben der Persönlichkeit deutlich diffizilere Beschäftigung mit Flauberts Lese/Rechtschreibschwierigkeiten einsetzt.

Bei ihren langjährigen Erfahrungen mit LRS-Kindern hatten die Pädagogen Betz und Breuninger beobachtet, dass Kinder, die im Schreiben und Lesen Lernstörungen zeigten, insbesondere unter den sozialpsychologischen Folgen ihres Versagens litten, weil ihnen signalisiert wurde, dass sie bei anhaltenden Schwierigkeiten in diesen zentralen Kulturtechniken vom gesellschaftlichen Erfolg ausgeschlossen sein würden. Lernstörungen "an sich", so die Autoren, seien alltägliche Phänomene, mit denen jeder Mensch konfrontiert sei. "Wenn ich aber in ein System eingespannt bin, das auf einer bestimmten Leistung besteht, und ich diesem System nicht entkommen kann, dann bahnt sich eine persönliche Tragödie an (...)."[215] Der Teufelskreis resultiert demnach nicht so sehr aus der Art der Wahrnehmung und der Lernhemmung selbst, sondern aus den Reaktionen des

---

[215] Betz/Breuninger, Teufelskreis Lernstörungen, S. 3.

sozialen Umfelds. Er beginnt mit der Einschätzung des Lehrers, den die "Verhaltensstörung" eines LRS-Kindes irritiert. Das Kind reagiert gekränkt (erstes Stadium). Es bekommt Angst (zweites Stadium). Die Angst lähmt und blockiert es, sodass noch mehr Angst entsteht und das Kind nun auch Dinge, die es eigentlich kann, nicht mehr beherrscht (drittes Stadium). Schließlich ist das Kind von seinen eigenen Misserfolgen so beeindruckt, dass es sich selbst für einen Versager hält (viertes Stadium).[216]

Aus dieser nicht selten anzutreffenden Situation haben die Autoren eine Theorie der "strukturellen Lernstörung" entwickelt, die sie ebenfalls engagiert vortragen. Sie treten dafür ein, den Umkreis der Persönlichkeitsvariablen, die zu Lernstörungen beitragen, erheblich zu erweitern. Insbesondere wollen sie Gefühle wie Enttäuschungen sowie Erklärungen und soziale Dimensionen in die Untersuchung einbeziehen, um herauszufinden, wie diese sich auf die Lern- und Leistungsmotivation auswirken. Das Lernfeld wird als eine Feldstruktur miteinander vernetzter und sich wechselseitig beeinflussender Wirkungsgrößen gesehen, die "mit darüber entscheiden, ob Lernen stattfindet oder nicht und wie Gelerntes in Leistung umgesetzt werden kann."[217] Diese Lernstruktur kann nach Ansicht der Autoren "positiv" oder "negativ" sein. Da es sich hierbei um komplexe Gebilde handelt, treffen die geltenden Vorstellungen von Verursachung nicht mehr zu. Vielmehr können Lawineneffekte eintreten, die eine einmal auftretende Störung stabilisieren und zunehmend verschlimmern.

Im Zentrum der Überlegungen der beiden Autoren steht die Überlegung, wie das in eine Spirale von Misserfolgserlebnissen gedrängte LRS-Kind wieder dahin kommt, an sich selbst zu glauben. Die ganze Struktur des Lernfeldes läuft ihrer Ansicht nach auf den einen Punkt zu, wie das *Selbstgefühl* des Kindes wieder gestärkt werden kann.[218] Die Selbstwert-Theorie unterscheidet wichtige Variable im Lernfeld des Kindes von unwichtigen bzw. sekundären. Zu den wichtigen Faktoren der Lernumwelt zählen die Autoren in erster Linie die Stigmatisierung (Etikettierung, Attributierung), ferner Repressionen und Kompensationen sowie Vermeidungsverhalten und Angst. Angesichts der Schwere dieser Variablen im Wirkungsgefüge sei ein umfassendes Verständnis darüber, woher die LRS ursprünglich stamme, d. h. ob es sich um eine körperliche, seelische, soziale oder temporäre Erscheinung handle, "absolut zweitrangig".[219]

---

[216] Vgl. Betz/Breuninger, Teufelskreis Lernstörungen, S. 22.

[217] Betz/Breuninger, Teufelskreis Lernstörungen, S. 3.

[218] Vgl. Betz/Breuninger, Teufelskreis Lernstörungen, S. 24.

[219] Betz/Breuninger, Teufelskreis Lernstörungen, S. 30.

Das durch Misserfolgsängste blockierte LRS-Kind muss einen Großteil seiner Energie auf die sozialpsychologischen Hindernisse richten und wird nachhaltig in seinen Lernprozessen geschwächt. Angst und Resignation blockieren die kognitiven Prozesse, die einen entspannten Umgang mit bekannten und vor allem mit unbekannten Operationen erfordern. Psychisch motivierte Ausweichmechanismen (z. B. wenn das Kind so tut, als wenn es schreibt) führen dazu, dass notwendige Fertigkeiten nicht erlernt werden können und oft bereits Erlerntes wieder verloren geht, weil es nicht zu Ende geführt werden kann. So ergeben sich Minderleistungen, durch welche das Kind immer weiter hinter das Lerntempo der Jahrgangsklasse zurückfällt.[220]

Betz & Breuninger gehen von der Annahme aus, dass LRS-Symptome nicht durch lineare Kausalitätsmodelle, sondern nur durch die "strukturelle", d. h. die *substantielle* komplexe Organisation der Persönlichkeit erklärt werden können. Aus der Sicht der schriftsprachlich ausgerichteten Gesellschaft ist ein Kind fehlangepasst, das Schwierigkeiten im Lesen und Schreiben zeigt. Dem sprachungeübten Kind wird zugemutet, sein Selbstkonzept zu überprüfen. Während das Kind vor der Schulzeit aus seiner Phantasie und Naivität, aus kreativen Formen des Spielens und Profilen des Könnens (Radfahren, Schwimmen, Skateboard, Lego u.a.) sein Selbstbewusstsein bildete, muss es nun möglicherweise erstmals negative Selbstattribuierungen vornehmen, weil Lehrer, Eltern und Gleichaltrige die mangelhafte Sprachkompetenz negativ bewerten. Diese Abwertung kann zu Lernstörungen führen.

Die Lernstörung kann eine Dynamik hervorrufen, welche das Kind zunehmend unter Druck setzt und das empfindliche Gleichgewicht seiner Persönlichkeit beeinträchtigt. Es entstehen Dissonanzen. Dinge, die vorher für das Kind angenehm und in Ordnung waren, werden in Frage gestellt oder werden umgekehrt. Das Kind ist nicht mehr einfach das "liebe Kind". Es werden Erwartungen formuliert, die es nicht oder nicht sofort erfüllen kann. Um das Gleichgewicht wieder herzustellen, muss das Kind z. B. auch Attribuierungen von Erwachsenen als eigene übernehmen. So sagen sich manche Kinder, die bei LRS unter Versagensangst leiden, "ich will ja gar nicht lesen (schreiben)."[221] Damit hat das Kind eine "Erklärung" für etwas gefunden, was es sich sonst nicht erklären kann. Daß es sich dabei um die Übernahme einer Attribuierung von Erwachsenen handelt, wird ihm oft nicht bewusst.

---

[220] Vgl. Betz/Breuninger, Teufelskreis Lernstörungen, S. 40.
[221] Betz & Breuninger, Teufelskreis, S. 35.

Zusammenfassend kann man feststellen, dass das Modell des "pädagogischen Teufelskreises" eine Lücke in der Theoriebildung der LRS-Forschung schloss. Zum einen war es notwendig geworden, die in zahlreichen Einzelfallbeobachtungen unübersehbaren sozialpsychologischen Folgeerscheinungen der Misserfolgserlebnisse von LRS-Kindern systematisch zusammenzufassen. Zum anderen war nach fast 40 Jahren LRS-Forschung deutlich geworden, dass die Komplexität des LRS-Syndrom durch lineare und monokausale Erklärungen nicht hinreichend erfasst werden konnte. Auf den "Teufelskreis" hinzuweisen gehört daher heute zum Standard psychologischer Erklärungen in der Erforschung, Diagnose und Therapie der Lese- und Rechtschreibschwierigkeiten.

Dennoch ist auch dieses Erklärungsmodell einseitig, da es die subjektiven Gefühlszustände des Kindes verabsolutiert und die Entstehungsursachen für LRS vernachlässigt. Die psychischen Folgewirkungen des Versagens werden zum alles bestimmenden Faktorenbündel, durch welches die Tragödie des Kindes besiegelt scheint. Wie es dem Kind unter der erdrückenden Last der Misserfolgsspirale gelingen kann, wieder an sich zu glauben und Fortschritte im Lesen und Schreiben zu erzielen, bleibt unklar. Die Quintessenz des „Teufelskreises" könnte darin bestehen, dass die Selbstbehauptung des Kindes in anderen Handlungsbereichen gestärkt wird, sodass es Mut schöpft, seine LRS-Problematik aus eigener Initiative zu lösen. Einfühlsame Pädagogen könnten dem Kind helfen, aus dem Sumpf der Erniedrigungen heraus zu kommen, indem sie seine Stärken auf anderen Gebieten loben und fördern.

Ein Problem dieses Ansatzes resultiert ferner aus der sehr allgemeinen Charakterisierung der Versagensängste von LRS-Kindern als "Lernstörungen". Was die Autoren in ihrem Buch mit viel Liebe zum Detail darstellen, dürfte als Material für die Ursachenforschung von Verhaltensstörungen vielfältiger Art sehr nützlich sein. Der spezifische Bezug zur LRS ist aber meistens nicht gegeben. Dadurch wird der Beitrag der Autoren für die Weiterentwicklung der LRS-Forschung gemindert. Was bleibt, ist jedoch der mit großem Engagement vorgetragene ganzheitliche Ansatz, strukturelle Lernstörungen als "System-variablen" in den Erklärungszusammenhang der LRS einzubeziehen.

Kritisch ist auch anzumerken, dass das Fördermodell des Selbstkonzepts ausschließlich den kognitiven Aspekt der Persönlichkeit betont. Kognitive Dissonanzen, die beim Übergang in die Schule und dem Erlebnis der LRS auftreten, sollen planmäßig abgebaut werden, um dem Kind sein Selbstvertrauen zurückzugeben. Bevorzugt werden durch dieses Konzept daher vor allem diejenigen Kinder, welche die Bereitschaft mitbringen, an ihrem

Selbstkonzept zu arbeiten. Emotionale Blockaden, fehlende Aufmerksamkeit, Hyperaktivität u. a. Persönlichkeitsentwicklungen werden in diesem Modell weniger berücksichtigt.

Betz & Breuninger vernachlässigen den Entwicklungsaspekt der Persönlichkeit. Das Kind wird erst betrachtet, wenn es in die Schule eintritt oder kurz vorher, im letzten Jahr des Kindergartens. Mit dem Abbau seiner kognitiven Dissonanz und der zugrunde liegenden Fehlregulierung hat es bei diesem Ansatz sein Gleichgewicht wieder gefunden und kann seinen weiteren Weg in der Schule selbstbewusster und mit weniger Druck weitergehen. Auf einen biografischen Ansatz oder eine Persönlichkeitstypologie, die Erkenntnisse über sprachpassives Verhalten ergeben könnten, verzichten die Autoren. Damit wird aber zugleich die Betrachtung der *Einheit* der Person aufgegeben und den zahlreichen Symptomen der LRS ein weiterer Teilaspekt - das Selbstkonzept - beigefügt. Möglicherweise ist dies ein Grund dafür, dass der "Teufelskreis Lernstörungen" breite Anerkennung in der Legasthenieforschung gefunden hat: An der Grundauffassung von LRS als Versagen auf einem Teilgebiet wird festgehalten.

Was bleibt, ist, dass Betz & Breuninger die Komplexität in der persönlichen Organisation erkannt haben, die zu LRS führen kann indem sie *strukturelle* Entwicklungen hinter der Erscheinung der LRS vermuteten. Dass sie selbst auf halben Weg bei einem Teilaspekt, dem Selbstkonzept, stehen geblieben sind, schmälert diese Leistung nur wenig.

5.2 Sprache und Einheit der Person

5.2.1 Der biografische Ansatz

Persönlichkeit ist ein Wachstum an Übung und Erfahrung, Selbstwert, Wahrnehmung und Kompetenz. Dieses Wachstum lässt sich schwer beobachten, denn es ist "strukturell", d. h. es bildet die Basis aus welcher die Energie für zahlreiche Verhaltensformen, Einstellungen und Qualifikationen fließt. Um zu verstehen, welche Ursachen LRS hat, muss man die Komplexität der Persönlichkeit berücksichtigen. Veränderungen von Teilprozessen können Auswirkungen auf das Gesamtsystem der Persönlichkeit haben. Die Schwierigkeit, Einblicke in die vielschichtigen Bewegungsabläufe zu erhalten, ist groß. Man muss verstehen lernen, welche Bedeutung einzelne Komponenten für das Gesamtsystem „Persönlichkeit" haben.

Die Biografie eines Menschen kann Hinweise auf das Befinden eines Kindes in der Familie sowie seine Identitätsbildung und Eingliederung geben.

Diese Prozesse drücken sich auch in der Art der Ingebrauchnahme der Sprache aus. Kinder suchen schon sehr früh ihre soziale Spur. Es sind komplizierte Prozesse. Ein Zuviel an Liebe kann die Identitätsfindung ebenso stören, wie ein Zuwenig und Alleinlassen. Beobachtet werden kann, ob Kinder sich als aktive Wortschöpfer, als Schweigsame, als sprachpassive Empfänger von Botschaften oder als Gestalter einer lebendigen Kommunikation betätigen. Entscheidend ist der Selbstausdruck. Wortgewandte Kinder, die reflexiv mit Wörtern umgehen, die Doppeldeutigkeit der Wörter der Erwachsenen durchschauen und sprachlich offen legen, lernen mehr von dem System der gesprochenen Sprache als stumme und zurückgezogene.

Der biografische Ansatz kann dazu dienen, die subjektive Seite der Entwicklung der Schriftsprachstörung als Teil der Persönlichkeitsentwicklung zu beobachten. Da dieser Aspekt m. W. in der Legastenieforschung bisher unberücksichtigt blieb, stütze ich mich vor allem auf das Monumentalwerk Jean Paul Sartres, "Der Idiot der Familie", in welcher Gustave Flauberts Kindheit anhand von Memoiren, Briefen und dessen Frühschriften rekonstruiert wird, wobei das Versagen Flauberts bei den ersten Leseversuchen und die heftige Reaktion des Vaters auf diese "Demütigung" durch seinen Sohn eine zentrale Rolle spielen. Aber auch Sartre selbst hat in seiner Biografie "die Wörter" dazu beigetragen, das Verhältnis eines Kindes zu Wörtern zu veranschaulichen. Sartre zeigte beim Eintritt in die Schule erhebliche Schwierigkeiten in der Rechtschreibung, so dass ihn sein Großvater, der vom Sprachgenie seines Enkels überzeugt war, wütend wieder von der Schule nahm und ihm Privatunterricht erteilen ließ. Wie kommt es, dass zwei berühmte Schriftsteller, die erhebliche Probleme mit dem Lesen und Rechtschreiben hatten, ihr Talent doch ausbilden konnten? Ist Begabung an den Gebrauch der Schriftsprache gebunden? Wie kann die sprachliche Abstraktion zum lebendigen Ausdruck eines Menschen werden? Diese und andere Fragen können in einer biografischen Analyse z. T. beantwortet werden.

5.2.2 Sartres Biografie "Die Wörter"

Für eine erste theoretische Fundierung der subjektiven Erlebniswelt des Kindes bei der Sprachaneignung ziehe ich Sartres Biografie "die Wörter" heran, in welcher Schlaglichter auf die kindliche Erfahrungswelt im Umgang mit Sprache und Büchern (Buchstaben) geworfen werden. Die Biografie ist in diesem Zusammenhang von Interesse, weil Sartre, ähnlich wie sein großes Vorbild, der Schriftsteller Gustave Flaubert, beim Lesen im Anfangsunterricht der Rechtschreibung erhebliche Schwierigkeiten zeigte. Sartre schildert selbstironisch, wie er durch den frühen Tod seines Vaters in den Mittelpunkt der Familie rückte, wobei sich einzelne Familienmitglieder gern daran ergötzten, wie aus seinem Kindermund "Wahrheiten" flossen. Das kleine Kind spürte, dass es in der Gunst der Erwachsenen bedeutend steigen konnte, wenn es deren Neigungen entsprach, Wörter aus unschuldigem "Kindermund" zu hören.

> *"Ich spreche Kindermund, man merkt sich die Aussprüche, man wiederholt sie vor mir: ich lerne, neue zu produzieren. Ich produziere auch Erwachsenenwörter: Ich bin in der Lage, ohne große Mühe etwas zu sagen, was 'weit über mein Alter hinausreicht' (...) das Rezept ist einfach: man muss sich auf den Teufel verlassen, auf den Zufall, auf das Vakuum, ganze Sätze der Erwachsenen nehmen, aneinanderreihen, wiederholen, ohne sie zu verstehen. Kurzum, ich gebe Orakelsprüche von mir und jeder deutet sie, wie er will."[222]*

Sartre ist sich bewusst, dass er diese Sonderrolle in der Gunst der Erwachsenen als Kind nur einnehmen konnte, weil der Vater in der Familie fehlte und alles auf das kleine Wunderkind starrte.

> *"Unablässig erschaffe ich mich; ich bin der Geber und die Gabe. Lebte mein Vater, ich hätte meine Rechte und Pflichten kennen gelernt; da er tot ist, kenne ich sie nicht. ich habe kein Recht, denn die Liebe überhäuft mich; ich habe keine Pflicht, denn ich gebe aus Liebe. Nur eine einzige Aufgabe: gefallen. Alles für die Schau."[223]*

In dieser Situation trifft es sich, dass der Großvater eine umfangreiche Bibliothek hatte und sich viel darin aufhielt, so dass das kleine Kind Jean Paul früh Zugang zur Welt der Bücher erhielt. Sartre hat sich die Kindheitserlebnisse wach gehalten und schildert anschaulich, welche bildhaften und z. T. bizarren Vorstellungen er mit der Bücherwelt verband:

> *"Ich konnte sie noch nicht lesen, aber ich verehrte sie bereits, diese aufgerichteten Steine: mochten sie gerade stehen oder schräg, dicht gedrängt wie Ziegel auf den Borden des Bücherschrankes oder in noblem Abstand voneinander, wie die Alleen mit vorgeschichtlichen Steinsäulen in der Bretagne, immer fühlte ich, dass der Wohlstand unserer Familie von ihnen abhing. (...) Ich berührte sie heimlich, um meine Hände durch ihren Staub zu ehren, wusste aber nicht, was ich mit ihnen anfangen sollte, und erlebte jeden*

---

[222] Sartre, Wörter, S. 19.
[223] Sartre, Wörter, S. 20.

Tag einige Zeremonien, deren Sinn mir nicht aufging.(...) Manch-
mal kam ich näher, um die Büchsen zu beobachten, die sich auf-
spalteten wie Austern, und ich entdeckte die Nacktheit ihrer Ein-
geweide: verschimmelte Blätter, leicht aufgetrieben, bedeckt mit
schwarzen Äderchen, die Tinte tranken und wie Pilze rochen."[224]

Das Kind beobachtet auch die Großmutter, die sich wöchentlich zwei Bücher aus der Leihbücherei entleiht, sorgfältig in einen Schutzumschlag
einwickelt und andächtig liest. Dabei wird es Zeuge einer Auseinandersetzung zwischen den beiden Großeltern. Der Großvater, der das "Deutsche Lesebuch", ein Lehrbuch für deutsche Soldaten, die das Elsass be-
setzt hielten, geschrieben hat, das jährlich neu aufgelegt wird, fühlt sich
offensichtlich zur "besseren" Literatur hingezogen und macht der Großmutter Vorhaltungen wegen der von ihr bevorzugten Kitschromane. Sartre fühlte sich bei dieser Familienstreitigkeit zum Großvater hingezogen,
auf den er stolz war.

"Er hatte sicherlich Recht, denn er war vom Fach. Ich wusste es:
er hatte mir auf einem Regal der Bibliothek dicke kartonierte und
mit braunem Leinen bezogene Bände gezeigt. 'Die hier, mein
Kleiner, hat der Großvater gemacht!' Welcher Stolz! Ich war der
Enkel eines Handwerker-Spezialisten für die Fabrikation heiliger
Gegenstände, der genauso respektiert werden durfte wie ein Or-
gelbauer oder ein Schneider kirchlicher Gewänder."[225]

Bald verbindet sich der Stolz auf den Großvater und die Neugier auf Bücher mit dem Anliegen, eigene Bücher haben zu wollen. Der Großvater
entsprach diesem Wunsch des Kindes und besorgte Erzählungen nach
Volksmotiven, die dem Kindergeschmack angepasst waren. Der kleine
Jean Paul wusste aber nichts damit anzufangen und legte sie seiner Mutter auf den Schoß. Als diese ihn fragte, ob sie ihm daraus über Feen vorlesen sollte, war er aufs Höchste erstaunt, weil er Feen-Erzählungen nur als
Geschichten kannte, die ihm seine Mutter vortrug, während sie ihn gründlich abwusch, nach der Seife suchte und ihn mit Kölnischwasser einrieb.
Das Kind wird in Wörtern "gebadet". Der Tonfall der Stimme seiner jungen Mutter und der Melodiefluss sind ihm in Erinnerung geblieben. Die
Wörter selbst und die Geschichte waren nur eine "Zugabe":

---

[224] Sartre, Wörter, S. 25.
[225] Sartre, Wörter, S. 26.

"Ich freute mich an ihren Sätzen, die nicht zu Ende geführt wurden, an den zögernd hintereinander herlaufenden Wörtern, an ihr plötzlichen Selbstsicherheit, die bald wieder getrübt wurde, sich in melodische Bruchstücke auflöste, in Schweigen überging und dann von neuem erstarkte. Die Geschichte, die erzählt wurde, war nur eine Zugabe: sie war das einigende Band dieser Selbstgespräche. Immer, wenn sie sprach, waren wir heimlich beisammen, allein, fern von Menschen, Göttern und Priestern, zwei Rehe im Wald unter anderen Rehen inmitten der Feenwelt: ich konnte nicht glauben, dass man ein ganzes Buch schrieb, bloß damit diese Episoden unseres Alltagslebens darin vorkamen, die nach Seife und Kölnischwasser rochen."[226]

Schon bald aber gewöhnt sich der Kleine an die neue Situation. Er bekommt Geschmack an dem "Druck auf den Knopf" und bittet seine Mutter immer häufiger, ihm aus dem Buch vorzulesen. Auch das ist jedoch bald nicht mehr genug. Er wird eifersüchtig auf die Mutter, die aus den Büchern lesen kann und will es ihr nachmachen. Er nimmt sich irgendein Buch aus dem Regal (Sartre hat sich sogar gemerkt, welches: "Drangsale eines Chinesen in China"), zieht damit in den Abstellraum und tut so, als läse er:

"Mit den Augen folgte ich den schwarzen Linien, ohne auch nur eine einzige zu überschlagen, und erzählte mir dazu laut eine Geschichte, wobei ich mich bemühte, jede Silbe auszusprechen."[227]

Der Junge wird bei solchen Leseabenteuern ertappt oder ließ sich ertappen. Die Entdeckung machte großes Aufsehen. Da man das Kind für hochbegabt hielt, begann man damit, ihm das Alphabet beizubringen. Durch diese Aufwertung seitens der Erwachsenen fühlte es sich angespornt, selbständig in Büchern die Buchstaben, die er gelernt hatte, herauszulesen.

"Ich kletterte auf mein Eisenbett mit dem Buch 'Heimatlos' von Hector Malot, das ich auswendig kannte, ich nahm mir eine Seite nach der anderen vor: als die letzte Seite umgeblättert war, konnte ich lesen. (...) Man ließ mich in der Bibliothek vagabundieren, und ich stürmte los auf die menschliche Weisheit. So bin ich geworden. (...) Ich habe niemals Höhlen gegraben und Vogelnester gesucht, niemals botanisiert und mit Steinen nach den Vögeln

---

[226] Sartre, Wörter, S. 27.
[227] Sartre, Wörter, S. 29.

geworfen. Aber die Bücher waren meine Vögel und meine Nester und meine Haustiere, mein Stall und mein Gelände (...)". [228]

Natürlich liest der Kleine noch nicht richtig. Er entwickelt seine eigene Methode, Wörter zu erraten, auszulassen, wieder auf sie zurückzukommen, nachdem er die Bilder gesehen hat usw. Auf diese Weise umgeht er das Problem, Buchstaben als Zeichen für Laute zu identifizieren und Wörter als Zusammensetzungen von Zeichen und Silben zu erkennen.

> *"Ich lag auf dem Teppich und unternahm anstrengende Reisen mit Hilfe von Fontenelle, Aristophanes, Rabelais. Die Sätze leisteten mir genauso Widerstand wie die Dinge; man musste ihnen auflauern, sie umgehen, man musste so tun, als entferne man sich, und dann rasch zu ihnen zurückkommen, wollte man sie unbewaffnet überraschen: die meiste Zeit behielten sie ihr Geheimnis für sich."* [229]

Der kleine Junge entwickelte sich zu einem Bücherwurm. Dabei war vieles nur Schau, um die Aufmerksamkeit und die Anerkennung der Erwachsenen zu erhalten. Aber er entwickelte gleichzeitig ein großes Maß an Neugier und kindlicher Begeisterung. Dabei vergaß er manchmal alles um sich - und auch sich selbst: er identifizierte sich mit den Bildern in den Büchern und den Wörtern, die er entziffern konnte.

> *"Wenn ich sie öffnete, vergaß ich alles: war das Lesen? Nein, sondern Sterben in Ekstase. Aus meiner Selbstvernichtung entsprangen sogleich Eingeborene mit Wurfspießen, Urwälder, Entdecker mit weißen Helmen. Ich war Vision, ich überschwemmte mit Licht die schönen dunklen Wangen der Aouda und den Backenbart des Philéas Fogg. Das kleine Wunderkind war endlich von sich selbst befreit und wurde zur reinen Bewunderung. Fünfzig Zentimeter über dem Fußboden entstand ein vollkommenes Glück ohne Herrn und Halsband."* [230]

Aus dieser Welt der Glückseligkeit und der Bewunderung durch die Erwachsenen gab es für den jungen Sartre ein jähes Erwachen, als der Großvater beschloss, ihn in einer Privatschule anzumelden. Dem Schuldirektor wurde er als das Wunderkind vorgestellt, das weit über sein Alter fortgeschritten sei. Nach einem Probediktat ergab sich allerdings ein völlig anderes Bild: der abgegebene Text war voller Rechtschreibfehler! Der

---

[228] Sartre, Wörter, S. 29.
[229] Sartre, Wörter, S. 30.
[230] Sartre, Wörter, S. 43.

Großvater reagierte wütend und warf ihm Böswilligkeit vor. Der Junge erlebte das erste Mal in seinem Leben, dass er ausgeschimpft wurde. Er wurde von der Schule wieder abgemeldet und erhielt Unterricht von Privatlehrern. Er selbst schien von dem Ereignis wenig berührt. Anders als bei Flaubert[231] stellte dieses Scheitern für ihn keine Katastrophe dar. Er hatte "von der ganzen Geschichte nichts verstanden"[232] und fühlte sich weiter als Wunderkind, das eben von der Rechtschreibung nichts verstand. Es freute ihn sogar, dass er wieder nach Hause in seine Einsamkeit zurückkehren durfte, so dass er später sagen konnte: "ich liebte meine Untat."[233]

Der junge Sartre hatte in seiner Familie Gelegenheit, die Rolle des vorbildlichen Enkels zu spielen, und entwickelte schauspielerische Talente, um diesem Bild gerecht zu werden.

> "Ich hatte gelernt, mich mit ihren Augen zu sehen; ich war ein Kind, ein Monstrum, das sie mit ihren eigenen Sorgen fabrizierten."[234]

Dabei entging ihm jedoch nicht, dass die Erwachsenen ihrerseits oft heuchelten und dies vor allem mit Worten. "Die Wörter, mit denen sie mich anredeten, waren Bonbons: unter sich sprachen sie ganz anders."[235] Sartre wächst also in einer lesefreundlichen Familie auf, wird von seiner Familie in seinen Lesebedürfnissen unterstützt, bezieht einen großen Teil seiner Identität aus seinen Auftritten als wortgewandtes Wunderkind - und zeigt dennoch beim Eintritt in die höhere Schule so erhebliche Schwierigkeiten in der Rechtschreibung, dass die Rückstufung in eine untere Klasse droht. Seine Rolle als "Wunderkind" der Familie, die Freude im Umgang mit Büchern und Wörtern, die Anerkennung durch die Erwachsenen und das gestärkte Selbstbewusstsein verhindern, dass der kleine Sartre sein Versagen als Niederlage erlebt, im Gegenteil: Er bastelt weiter an seiner später so erfolgreichen Karriere als Wortgenie und überwindet seine anfänglichen Rechtschreibschwierigkeiten schnell. Niemand scheint in dieser Hinsicht Druck auf ihn auszuüben. Gut, dass er keinen standardisierten Rechtschreibtest über sich ergehen lassen musste und der Diagnose PR<15 = also Legstheniker! entging. Auf das Kind Sartre scheint auch nach seiner "Untat" im Rechtschreibunterricht kein Zwang ausgeübt wor-

---

231 Vgl. folgendes Kapitel!
232 Sartre, Wörter, S. 45.
233 Sartre, Wörter, S. 45.
234 Sartre, Wörter, S. 48.
235 Sartre, Wörter, S. 46.

den zu sein. Er konnte sich offensichtlich seinen intuitiven Umgang mit Wörtern bewahren und lernte die Rechtschreibung mühelos nach.

5.2.3 Flauberts Kindheit: "Der Idiot der Familie"

Gustave Flaubert, der berühmte französische Schriftsteller des 19. Jahrhunderts, lernte sehr spät lesen. Noch mit sieben Jahren konnte er mit den Zeichen, welche die Wörter bildeten, nichts anfangen. Darüber kam es zu "Szenen" in der hoch angesehenen Familie der Flauberts, die dazu führten, dass Gustave begann, "dicke Tränen zu weinen"[236] Sartre vermutet, dass die Eltern zunächst mit Geduld, dann mit Verärgerung und schließlich mit Vorwürfen auf diese Unfähigkeit des Kindes reagierten. Schließlich wurde "dem Kind (...) Gewalt angetan"[237], d. h. der Vater war so aufgebracht darüber, dass in seiner Familie, die bereits einen erfolgreichen Spross, den älteren Bruder Gustaves hervorgebracht hatte, ein so trotziger und böswilliger Junge heranwuchs, dass er ihn wohl körperlich züchtigte. Das Unvermögen des kleinen Gustave, Buchstaben zu erkennen und zu Wörtern zu synthetisieren, erzeugte Spannung in der Familie. Sartre meint, dass dem Jungen oftmals Grobheiten gesagt wurden, die darin gegipfelt haben dürften, er sei ein Idiot und eine Schande für die Familie.[238]

Dieser "Idiot der Familie" schrieb jedoch mit 9 Jahren einen erstaunlichen Brief an seinen Freund. Darin kündigt er an, dass er ihm seine "politischen und konstitutionellen liberalen Reden schicken" werde.[239] Welches Talent in dem 9-jährigen bereits herangereift war, wird aus folgenden Bemerkungen deutlich:[240]

> *"Ich werde dir auch von meinen Komödien schicken. Wenn du willst, tun wir uns zusammen um zu schreiben, ich schreibe Komödien und du schreibst deine Träume. Und da eine Dame zu Papa kommt, die uns immer Dummheiten erzählt, werde ich sie aufschreiben.*

---

[236] Caroline Commanville (die Nichte Flauberts), in: Souvenirs intimes, zit. n. Jean Paul Sartrte: Der Idiot der Familie, Bd. 1, S. 11.

[237] Vgl. Sartre, der Idiot der Familie, S. 12.

[238] Vgl. Sartre, der Idiot der Familie, S. 13.

[239] Gustave Flaubert, Brief an Ernest Chevalier vom 31.12.1830, in: Flaubert: Briefe. Hrsg. und übers. v. Helmut Scheffel, Zürich: Diogenes, (Diogenes Taschenbuch 20386) 1977, S. 7.

[240] Ebenda, S. 7.

Zwischen seinem siebten und achten Lebensjahr hat Gustave folglich aus eigener Anstrengung Lesen gelernt, anders wäre dieser Brief, in welchem bereits die Fähigkeit zum Schriftsteller erkennbar wird, unmöglich zustande gekommen. Die Frage ist daher:

1. Wie ist der enorme Widerspruch zu erklären, dass aus einem "Idioten" ein Genie wird?
2. Welches Verhältnis zu Wörtern hatte der "Spätentwickler" Flaubert
3. Wie konnte er so schnell seine Leseschwierigkeit überwinden?

5.2.3.1 Naivität und Wörter

Leichtgläubige und naive Kinder glauben das, was ihnen gesagt wird. Wörter und deren Bedeutungen haben über sie eine objektive Macht. Sie werden von ihnen nicht hinterfragt und im eigenen Verarbeitungsprozess aufgelöst, sondern behalten ihren Sinn für das Kind, als wenn er an ihnen klebt.[241] Statt Wörter als Formen Mittel der Kommunikation zu begreifen, wird das naive Kind von ihnen bezeichnet:

> *„Als wenn das Zeichen selbst für dieses Bewusstsein seine Laut-materialität behielte, anstatt mit seiner inneren Vorstellung zu verschmelzen. Als wenn die Sprache für das Kind nur erst spre-chende Geräusche wäre - so wie man von singenden Steinen und weinenden Fontänen spricht."[242]*

Der kleine Junge hat keine Lust, sich in Wörtern auszudrücken. Er gibt sich lieber seinen Phantasien und Sinneseindrücken hin, die wortlos in ihm wirken können. Diese Geistesabwesenheit bietet ihm Schutz. Er flüchtet sich in das Schweigen, weil ihm vermutlich die Intention fehlt, sich auszudrücken. Es handelt sich um ähnliche Erscheinungsformen wie bei einem autistischen Kind: Es hört alle Töne der Außenwelt, findet aber keinen Zugang zu ihr und bildet sein eigenes (stummes) System des Verstehens aus. Wer sich nicht sprachlich ausdrückt, kann nicht verstanden werden bzw. sich verständlich machen. Es handelt sich um Symptome eines schlecht eingegliederten Kindes.[243] Gustave sah offensichtlich keine Möglichkeit, sich mit seinen Wahrnehmungen in der Familie verständlich zu machen. Damit versteifte sich das Kind aber zusehends und erlebt einen Gegensatz zwischen innerer Erlebniswelt als "wahr" und den Wörtern der Erwachsenen als äußerlich und "unwahr". Dieser Gegensatz ist sogar

---

[241] Vgl. Sartre, der Idiot der Familie, S. 22.
[242] Sartre, der Idiot der Familie, S. 22.
[243] Vgl. Sartre, der Idiot der Familie, S. 39.

nach Sartres Auffassung ein Element der Keimzelle, die den jungen Flaubert zum Schriftsteller machte: Er will der Welt beweisen, dass "das Sprechen eine verkommene Stille ist".[244] Die Jugendschriften Flauberts enthalten zahlreiche Anklagen gegenüber dem Primat der Sprache als Ausdruck von Sein. Dieser innere Grimm gegenüber den sprachhochmütigen Erwachsenen könnte sogar das Motiv gewesen sein, vermutet Sartre, das den schlechten Leser Gustave zur Überwindung seiner Schwierigkeit bzw. zu einem hervorragenden Schreibtalent brachte: "Mit neun Jahren beschloss Gustave zu schreiben, *weil* er mit sieben nicht lesen konnte."[245]

Die Naivität hat also auch eine Schutzfunktion für ein schlecht integriertes Kind bzw. den Mangel an Identität oder Identifizierungsmöglichkeiten in der Familie. Jede Familie hat ihr Thema. Wer mit diesem Motiv nicht übereinstimmt, wird in Frage gestellt. In der gutbürgerlichen Familie Flaubert (der Vater war Chefarzt) waren nur lebenstüchtige Personen anerkannt. Gustave jedoch verhielt sich oft geistesabwesend und naiv. Die Zuneigung der Mutter galt wohl vor allem dem älteren Bruder Gustaves, wobei sie jedoch gleichzeitig ihre mütterliche Pflicht gegenüber dem "zurückgeblieben" Kind ausübte. Die Atmosphäre, die Gustave von seiner Mutter entgegengebracht wurde, bezeichnet Sartre als "eisige Fürsorglichkeit".[246] Die von ihr verinnerlichte Familiennorm der "Tüchtigkeit" hinderte sie daran, ihm ihre volle Liebe entgegenzubringen. So wuchs der Junge ohne die Liebe der Mutter auf.

Gustave war ein argloses und naives Kind. Man konnte ihn leicht hänseln, und aus den Erinnerungen seiner Nichte geht hervor, dass es zahlreiche Situationen in der Familie gab, in denen die Eltern ihren Spaß hatten, den vertrauensseligen Jungen an der Nase herumzuführen. Angepasste Kinder entdecken nach einer gewissen Zeit den Wahrheitsgehalt der Neckereien und befreien sich aktiv aus der Rolle des Gehänselten. Das zurückhaltende Kind Gustave jedoch schien alles "wörtlich" zu nehmen, d. h., vertrauensselig, wie er war, entwickelte er keine Distanz zu den Wörtern, mit denen er angeredet wurde. So gelang es ihm nicht, die Intention der Wörter, die an ihn gerichtet waren, in ihrer Doppeldeutigkeit, z. B. als Spaß, zu entschlüsseln, und vermutlich entwickelte er auch keine Distanz zu impulsiven Äußerungen der Eltern ("Idiot"). Er verstand lediglich die wörtliche Bedeutung von Aussagen und richtete sein Verhalten auf sie ein. Auf diese Weise erlitt er oft Enttäuschungen, die er aber aufgrund seiner Naivität ebenfalls nicht zu Erfahrungen zu verarbeiten vermoch-

---

[244] Sartre, der Idiot der Familie, S. 39
[245] Sartre, der Idiot der Familie, S. 39. (Hervorhebung d. d. V.).
[246] Vgl. Sartre, der Idiot der Familie, S. 14.

te.[247] Gustave Flaubert machte als Kind hauptsächlich Erfahrungen mit Bildern seiner Gefühlswelt, die er den strengen und auf Tüchtigkeit ausgerichteten Erwachsenen aber nicht mitteilen konnte oder wollte. Er entwickelte sich zu einem verschlossenen Kind.

So kam es, dass Gustave, der von Anfang an in das "Leitmilieu" der menschlichen Kommunikation, die Sprache, nicht richtig integriert war, sich von früh auf durch die an ihn gerichteten Worte seiner Familienangehörigen geschädigt fühlte, weil er den negativen Klang heraushörte, durch welchen er als Sonderling oder sogar, wie er es später ausdrückte, als "Missgeburt" gezeichnet wurde. Es handelte sich um subjektive Eindrücke des Kindes, das bereits früh den gesellschaftlichen Rang und die besonderen Erwartungen an ein Mitglied der Familie Flaubert spürte und deshalb existentielle Ängste durchlebte, aufgrund seiner "Idiotie" diesen hohen Werten nicht zu entsprechen. Die Mischung zwischen dem verinnerlichten Wert als Mitglied der angesehenen Familie Flaubert und den z. T. abfälligen Reaktionen der Eltern auf seine Wortkargheit, begleitet durch seine starken inneren Erlebnisse und Gefühlswallungen, prägten das Kind als Außenseiter. Es verlegte sich darauf, die Rolle, die ihm in seiner subjektiven Wahrnehmung zugedacht war, die eines passiven Individuums, zu spielen und verfiel in Schweigsamkeit. Seine Familie, die diesen Rückzug des Kindes nicht deuten konnte, wertete sein Verhalten als besorgniserregendes Symptom.

Gustave war ein nicht angepasstes Kind. Der Grund für seine Schwierigkeit, sich in den Wortspielen der Familienmitglieder zurechtzufinden, lag u. a. in seiner *Leichtgläubigkeit*. Sartre stellt dar, wie sich aus dieser nicht angepassten Grundhaltung des Kindes ein Verhältnis zur Sprache festigt, bei welchem die Wechselseitigkeit, die Durchlässigkeit, der Dialogcharakter, kurz: die Lebendigkeit des inneren Sprechers in dem Kind verloren gehen. Es hat keine Distanz zu den Wörtern. Es empfängt sie passiv wie andere Formen des Ausdrucks von seinen Eltern. Es versteht den Sinn der Sprache nicht, Wörter von anderen aufzunehmen und sie für sich zu deuten, seine Deutungen wieder in Worte zu kleiden und so an dem geistigen Prozess der Erfahrungen der Menschen teilzunehmen. Ähnlich wie Sartre, aber mit entgegen gesetzten folgen für seine Persönlichkeit, lässt er sich vom *Klang* der an ihn gerichteten Wörter bzw. Sätze beeindrucken. Geschenke sind sie für ihn, wenn sie als Wohlklang mit Anerkennung oder Liebe verbunden sind, Strafen, wenn der drohende Klang Ablehnung ausdrückt. Aus dieser Klang-Wahrnehmung der Sprache wird er sich nie ganz befreien, und sie spielt in seinem Werk eine Rolle, zum Beispiel in „Ma-

---

[247] Vgl. Sartre, der Idiot der Familie, S. 19.

dame Bovary", wo an einer Stelle die kunstvolle und viel beklatschte Darbietung einer Opernsängerin von dem Held der Erzählung als schreckliches Geschrei wahrgenommen wird. Der distanzierten Haltung des kleinen Kindes zur Sprache entspricht die häufige Geistesabwesenheit. Es wird berichtet, dass Gustave stundenlang mit dem Finger im Mund dasaß und vor sich hin starrte. Diesem stillen Kind fehlte mit sieben Jahren noch der Wille, seine starken inneren Gefühle zu verbalisieren.[248] Mit neun Jahren war in ihm der Schriftsteller geboren.

5.2.3.2 Wahrnehmungen der Wörter als Dinge

In seiner abgeschotteten Erlebniswelt erfährt das Kind Gustave Sprache als Gegenstände der Umgebung, als Dinge der Anderen.[249] Wenn seine Eltern ihn, wie andere Eltern auch, zwingen, mit den Wörtern umzugehen, mit denen er ihre Erwartungen erfüllen soll, wie "sag der Tante guten Tag, sag ihr, wie du heißt und wie alt du bist" usw., dann wird dem wortkargen Kind klar, dass es eine Kluft gibt zwischen seiner Existenz und "den Wörtern", die Wörter der Anderen sind. "Wir können sagen, er sieht die Wörter von außen, wie Dinge, selbst dann, wenn sie in ihm sind."[250]

Sein äußerliches Verhältnis zu den Wörtern bedeutet zugleich, dass Gustave sich in dem Glauben wähnen kann, dass er sich seine Welt des Kindseins gegenüber den wortgewaltigen Erwachsenen bewahren kann. Dies geht gut bis zu der Entdeckung der Anderen, dass er noch mit sieben Jahren große Mühen beim Lesen und Schreiben hat. In diesem Moment bricht die Katastrophe für das Kind herein. Ihm wird der Boden der familiären Achtung entzogen.

> *"Ein Flaubert sein, sieben Jahre alt sein und nicht lesen können, das konnte er (...) nicht ertragen. Auch mit fünfzehn Jahren bleibt es eine unerträgliche Erinnerung: es ist das große Unglück und der Sündenfall, der Ursprung dessen, was er ist, die Demütigung, die er durch jenes ständige Wiederkäuen kompensiert: er selbst."[251]*

5.2.3.3 Idealisierung der Passivität

Das siebenjährige Kind Gustave Flaubert erlebt seine Unfähigkeit, die geschriebene Sprache zu verstehen, als Unglück. Es ist das folgerichtige Ergebnis seiner problematischen Beziehung zur mündlichen Sprache, bei

---

[248] Vgl. Sartre, der Idiot der Familie, S. 25.
[249] Vgl. Sartre, der Idiot der Familie, S. 25.
[250] Sartre, der Idiot der Familie, S. 26.
[251] Sartre, der Idiot der Familie, S. 30.

welcher er das Schweigen einem neugierigen und experimentierfreudigen Umgang mit Wörtern vorzog. In seinem Frühwerk "Quidquid volueris", das er mit 15 Jahren verfasste, läßt er ein wissenschaftliches Experiment durchführen, bei welchem eine Sklavin von einem Orang Utan vergewaltigt wird. In dem so erzeugten affenartigen Halbmenschen Djalioh wird die menschliche Entwicklung gestoppt, d. h. die Kreatur bleibt in der Kindheit stecken. Sartre stellt heraus, dass Flaubert mit dieser Geschichte eine Art Vergangenheitsbewältigung seiner Kindheit betreibt, die aber auf eine Rechtfertigung seiner Passivität hinausläuft. Der 15jährige will darlegen, dass seine verträumte Kindheit sein eigentlicher Schatz ist, seine innere Wahrheit, aus welcher er schöpft und den Nährboden für alles abgibt, was er denkt und fühlt, ohne diese Erfahrungen in Worte kleiden zu können:

> *"Djalioh dagegen betrachtete das eingeschlafene Mädchen; er wollte ein Wort sagen, aber es war so leise, so ängstlich, dass man es für einen Seufzer hielt. Ob es ein Wort oder ein Seufzer war, gleichviel, aber es lag darin eine ganze Seele."[252]*

Es gibt Erfahrungen, die sich nicht in Worte fassen lassen, will uns der junge Schriftsteller sagen. Unglücklicherweise reagiert die Umwelt auf jemand, der sich nicht ihrer Sprache bedient, ohne Verständnis. Dabei pflegen die meisten Menschen in der Wahrnehmung des mittlerweile jugendlichen Gustave Flaubert eine sprachliche Kommunikation, die über platte Konvention nicht hinauskommt und dem Gegenstand in keiner Weise gerecht wird. In dem Jugendwerk Quidquid volueris gibt es eine relativ unbedeutende Abschiedszene, in welcher ein Jäger sich von seiner künftigen Braut verabschiedet, die ihm aus einem Turmfenster nachblickt und von Flaubert in zarten Farben beschrieben wird. Der Jäger dreht sich um und sagt: "Sie ist nett!".[253] "Das sind eure Wörter", hört man den rebellischen Jungautor förmlich sagen, "nichts sagend, hohl, eine Beleidigung für den, der angesprochen wird".

Wer sich jedoch von dieser Konversation zurückzieht oder unfähig ist, an ihr teilzunehmen, wird gemieden, verlacht oder als "melancholisch" abgestempelt. Diese bittere Erfahrung hatte Flaubert in seiner Kindheit gemacht. In dem Halbaffen Djalioh, mit dem er sich in seinem biographischen Jugendwerk identifiziert, verarbeitet der junge Flaubert seine Abwertung innerhalb der angesehenen Familie Flaubert:

---

[252] Gustave Flaubert: Quidquid volueris, in: Flaubert - Jugendwerke. Erste Erzählungen, Zürich: Diogenes Taschenbuch 21979, 1980, S. 94-146, hier S. 100.

[253] Flaubert, Quidquid volueris, S. 101.

"Djalioh wurde neben Adèle gesetzt; diese zog einen Flunsch und schob ihren Stuhl zurück, errötete und goss sich hastig Wein ein. Ihr Nachbar hatte nämlich nichts Angenehmes, denn er war schon einen Monat mit Monsieur Paul im Schloss und hatte noch kein Wort gesprochen; für die einen war er grillenhaft, die anderen hielten ihn für melancholisch, blöd , verrückt, jedenfalls stumm, fügten die Klügsten hinzu; er galt bei Madame de Lansac als ein Freund von Monsieur Paul - ein komischer Freund, dachten alle."[254]

Schonungslos beschreibt Flaubert den Affenmenschen in seiner körperlichen Hässlichkeit als klein, mager und schmächtig mit dicken Lippen und einem unförmigen Kopf. Dieses Ungeheuer, unfähig, sich zivilisiert auszudrücken, strahlt Wildheit aus, eine merkwürdige und wunderliche Animalität, die auf den Betrachter eine eigenartige Faszination ausübt. Nach außen wirkt das Lächeln der Kreatur "blöde und kalt."[255] Der 15jährige stellt seine eigene Stummheit und Geistesabwesenheit in der Kindheit in dieser Frühschrift als Fassade dar, hinter der seine unerwiderten Gefühle wie in einem Vulkan brodelten:

"Das war eine Höllenqual, der Schmerz eines Verdammten. Was! In seiner Brust alle Kräfte spüren, die man braucht, um zu lieben, und die Seele von einem loderndem Feuer verbrennen lassen, und dann den Vulkan, der einen verzehrt, nicht auslöschen, noch jenes Band, das einen fesselt, zerreißen können!"[256]

5.2.3.4 Der Gegensatz von Form und Inhalt

Alle Versuche des Halbmenschen, sich auf seine Art bemerkbar zu machen, schlagen fehl. Als er Adele, die Frau, in die er sich verliebt, anfasst, empfindet diese die Berührung, als wenn jemand sie mit einer Eisenkralle in die Hand kneift, und läuft erschreckt fort. Der fassungslose Tiermensch ringt nach Worten, bringt aber nur für die Umstehenden unverständliche Formen körperlicher Erregung hervor:

"Es war bleich wie das Hochzeitskleid; seine dicken Lippen waren vom Fieber aufgesprungen und mit Pickeln bedeckt, bewegten sich lebhaft wie jemand, der schnell spricht; seine Augenlider

---

[254] Flaubert, Quidquid volueris, S. 104.
[255] Flaubert, Quidquid volueris, S. 105.
[256] Flaubert, Quidquid volueris, S. 125.

*zuckten und sein Augapfel rollte langsam in seiner Augenhöhle,
wie die Idioten. "*[257]

Zwei Ausdrücke in diesem Abschnitt der Erzählung sind grammatisch
nicht korrekt: "wie jemand, der schnell spricht" und "wie die Idioten".
Sartre zieht daraus den Schluss, dass der 15jährige Schriftsteller hier ohne
Beschönigung Aussprüche seiner familiären Umgebung wiedergibt, die
auf ihn als "idiotisches" Kind bezogen waren.[258] Der Schöpfer der Erzählung will darlegen, dass die Familienmitglieder in seinem verstörten Verhalten nur die äußerliche Verkehrtheit sahen und nicht die tiefe innere
Bewegung, die sich dahinter verbarg. Flaubert sieht in dieser Frühschrift
in seinem geistesabwesenden Verhalten der frühen Kindheit jedoch keinen Mangel, sondern eher einen Vorzug: Seine innere Natur hat ihn davor
bewahrt, sich in die Kultur der aus seiner Sicht wirklichen Idioten, die in
der Welt der Sprache leben, zu integrieren und damit von sich selbst, von
seiner als wahr erlebten Gefühlswelt zu entfremden.

Hinter dieser Gegenüberstellung von naturhafter Kindheit und diese Natur tötende (sprachlicher) Kultur der Erwachsenen wird unvermittelt die
tiefe Angst sichtbar, die ihn seit dem Erlebnis des Absturzes aus der kindlichen Verträumtheit durch das Angeredet werden, d. h. durch die Worte
der Anderen erfüllt: "Nimm die Finger aus dem Mund, du siehst ja aus wie
ein Idiot".[259] So verdichtet sich der Schock darüber, von den Erwachsenen
mit entwürdigenden Worten konfrontiert zu werden, zu einer Abneigung
gegenüber Sprache überhaupt. Der Schriftsteller Flaubert behauptet auch
in seinen späteren Werken die völlige Unangemessenheit der Wörter, das
wahre und poetische innere Erleben wiederzugeben. Sprache ist für ihn
ein System der Außenwelt, ungeeignet, das natürliche innere Erleben der
Seele auszudrücken, im Gegenteil: Sprache ist Analyse und seziert die
Lebendigkeit, tötet sie.

Die Erzählung des 15jährigen stellt den Versuch dar, seine Kindheit zu
rechtfertigen, indem er Einblick in die Welt der Gefühle, der Bewegtheit
und der inneren Natur gibt, die sich hinter dem scheinbar unbewegten
Ausdruck seiner Geistesabwesenheit verbarg. Flaubert webt mit dieser
Schrift an einer Legende seines Lebens, die unter anderem von den Ge-
gensätzen subjektives Erleben und Sprache, Intuition und Kommunikation sowie Natur und Kultur genährt wird.[260] Dennoch kann man hinter dieser biographischen Selbstreflexion ein bestimmtes Grundmuster erken-

---

[257] Flaubert, Quidquid volueris, S. 116.
[258] Vgl. Sartre, der Idiot der Familie, S. 34.
[259] Sartre, der Idiot der Familie, S. 36.
[260] Vgl. Sartre, der Idiot der Familie, S. 40.

nen, das sich auch in anderen Kindheiten in unterschiedlicher Form wieder finden lässt: Gustaves Sprachverständnis ist passiv. Er erleidet die Wörter der Erwachsenen. Er nimmt sie wahr, wie er Gerüche oder Klänge wahrnimmt. Er "versteht", was zu ihm gesprochen wird, aber die Wörter, die in ihm klingen, sind nicht seine Wörter, es sind die Wörter der Anderen.[261] Er ist leichtgläubig, weil er sich durch seine Schweigsamkeit dem verbalen Dialog und damit dem allmählichen Verstehen und seinem sprachlichen Selbstausdruck gegenüber anderen entzieht und deshalb darauf angewiesen ist, zu *glauben*, was ihm gesagt wird. Seine besondere Begabung oder Veranlagung, die ihn später zu dem berühmten Schriftsteller werden lässt, befähigt ihn, den Gegensatz zwischen dem eigenen inneren Erleben und der Fremdheit der Wörter der Erwachsenen schmerzhaft zu spüren. Wo andere Kinder, wie z. B. auch der kleine Sartre, begierig auf Anerkennung eine schnelle Anpassung an die Wörterwelt der Erwachsenen vollziehen und im spielerischen Umgang mit den Wörtern der Erwachsenen zugleich deren gemeinten Sinn verinnerlichen, verweigert der kleine Gustave diese Anpassung und bewahrt sich das Gefühl des Eigenen, Naturhaften, Unverbildeten.

Natürlich spricht das Kind Gustave auch, aber es bleibt auf der Stufe der Imitation der Erwachsenen stehen. In Wirklichkeit "spricht" das Kind nicht, sondern es gibt nur wieder, was andere an Sinn in die Wörter legen. Er ist nicht der Akteur des Sprechens oder, um den Begriff des griechischen Dramas (in römischer Sprache) zu verwenden, es findet bei seinen Rollen, die er in der Familie spielt, kein „Personare", kein Durchtönen von individuellem Empfinden und Verstehen vermittels der Sprache statt. Die Personwerdung Flauberts vollzieht sich in der Abgeschlossenheit seiner Gefühlswelt. Da er aber die Sprache der anderen spricht, fällt dies erst in dem Augenblick auf, in dem er sein Sprachverständnis unter Beweis stellen muss, beim Erlernen des Alphabets: "Gegenüber der Fibel spürt er, dass man ihn aus der sanften dienstbaren Welt der Kindheit vertreiben will."[262]

5.2.3.5 Der Gegensatz von Kreativität und Logik

Die Kindheit Flauberts wäre ohne Bedeutung und bliebe ein Sonderfall, wenn sich aus ihr nicht ein Gegensatz entwickelt hätte, der zwar als Erlebnis einzigartig, aber in vergleichbarer Form nicht selten zu beobachten ist: Ein schlecht angepasstes Kind erweist sich später als ein "Genie". Ein Kind, das bei den ersten Versuchen, die Kulturtechniken Lesen und

---

[261] Vgl. Sartre, der Idiot der Familie, S. 49.
[262] Sartre, der Idiot der Familie, S. 49.

Schreiben zu erlernen, versagt, ist nicht selten kreativ und begabt. Die Biografie Flauberts birgt auch in anderer Hinsicht einen Schatz an Erkenntnissen. Sie macht deutlich, dass eine konventionelle Theoriebildung, die den "*Milieu*"-Hintergrund der Flaubert-Familie aufdeckt oder entwicklungsspezifische *Lernstörungen* bei dem angehenden Schriftsteller feststellt, die individuellen Besonderheiten bzw. die persönliche Kernproblematik, die zu dem "Versagen" führte, nicht aufdecken kann, denn es handelt sich um *komplexe subjektive Prozesse*, die auf einem gegebenen objektiven sozialen Hintergrund stattfinden bzw. dort angeregt und ausgelöst werden können.

Gustave wächst in einer gebildeten und begüterten Familie auf, in der es viele Bücher gibt und wo auch gelesen wird und Gespräche geführt werden. Es mangelt ihm in dieser Familie nicht an Anregungen und Unterstützung. Ein älterer Bruder hat sich erfolgreich entwickelt in dieser tüchtigen Familie, Gustave aber scheint ein Problemkind zu sein. Jedenfalls kann man nicht das "Milieu" als Ganzes dafür verantwortlich machen, dass Gustave Schwierigkeiten mit der Sprache hat. Man muss schon differenzieren. Flauberts Versagen gegenüber dem Lesen entsteht nicht erst in dem Moment, wo es auftritt, sondern in der frühesten Kindheit, in der seine Inaktivität und in der Folge eine mangelhafte Integration in die Kommunikation der Familie ein schweigsames Kind prägen. Gustave versteht die Funktion der *geschrieben* Sprache und die Entsprechung von Phonemen und Morphemen nicht, weil er die *Sprache an sich* nicht versteht. Er hat es nicht gelernt, logische Verbindungen zu knüpfen, weil er die Wörter der Erwachsenen nie als eigene reproduzierte. Seine Art der Ingebrauchnahme der Sprache war nicht von einem persönlichen Gestaltungs- und Erkenntniswillen geprägt. Die Sprache ist für ihn die Sprache der anderen, sie ist für ihn ein Teil der Außenwelt, wie ein Klang, der sein Ohr trifft, d. h. er versteht, was gemeint ist, aber es klingt nicht gut. Wie kann ein Kind Verknüpfungen von Buchstaben zu einem Wort und zu sinnvollen Sätzen vornehmen, wenn es nicht versteht, was von ihm verlangt wird?

Sartre arbeitet den grundsätzlichen Unterschied zwischen anderen Lernprozessen der Kindheit und dem Lesenlernen heraus. Laufen, anständig Essen und normal Sprechen wird überwiegend durch Nachmachen und körperliche Übung, d. h. durch Training, gelernt. Das Lesen erfordert jedoch analytische Fähigkeiten und selbständiges Handeln: Das Kind muss Grapheme erkennen lernen und wissen, mit welcher Zielsetzung es Grapheme zerlegen und wieder zusammensetzen soll. Was für andere Kinder nur Lernen bedeutet, weil sie sich bereitwillig anpassen und mit den Bedeutungen der Sprache vertraut sind, ist für Gustave ein fast unüberwindbaren Problem, da er als introvertiertes Kind kein Motiv verspürt, sich mit komplizierten Deutungen der Wörter, die für ihn wie fremde Dinge sind, abzugeben. Sartre folgert daraus: "Um Lesen zu lernen, müsste er mit seiner Auffassung von Sprache in sich brechen"[263] Das Kind Gustave müsste sich entschließen, seine Furcht vor dem Angeredet werden, sein "Fremdeln" vor den Wörtern der Erwachsenen, seinen Horror vor den verbalen Hänseleien und Verunglimpfungen abzulegen. Die Angst geht jedoch tiefer. Gustave leidet unter der existentiellen Furcht, eines Flauberts nicht würdig zu sein, als eine "Missgeburt" angesehen und abgewertet zu werden.

Beim Lesenlernen macht er keine Fortschritte. Der Vater schreitet ein und macht dem Kind Vorwürfe. Er will ihm selbst das Lesen beibringen, doch Väter sind schlechte Nachhilfelehrer, weil sie in dem kleinsten Versagen Widerborstigkeit, Faulheit und Undankbarkeit ihres Spross wittern.[264] "Er ging ans Werk und verdarb alles: von seinem Sohn gedemütigt, demütigte er ihn für sein ganzes Leben."[265]

5.2.3.6 Liebesentzug und Versagensangst

Das kleine Kind steckt in der Falle. An ihm haftet seit frühester Kindheit der Makel, ein "Idiot" zu sein, und nun völlig überraschend die Wahrheit: er kann nicht lesen! Die beiden Eltern sind verärgert über seine Minderbegabung, stellen Vergleiche zum erfolgreichen älteren Bruder an, der bereits mit fünf Jahren lesen konnte, und reagieren mit Liebesentzug. Offensichtlich fasst das Kind in dieser Situation den Entschluss, seine Leseanstrengungen zu verstärken, denn zwei Jahre später kann es ja einen bemerkenswerten Brief schreiben. Aber es ist zunächst bei dem Vater in Ungnade gefallen, und als Kind erlebt es sein Versagen nun als einen Geburtsfehler, der mit dem Wort Böswilligkeit beschrieben wird. Gustave wird deutlich gemacht und er empfindet es auch so, dass er anders ist als die anderen. Noch als Zwanzigjähriger schreibt er: "Achille [= der ältere Bruder!] konnte mit fünf Jahren lesen und ich erst mit sieben, ich war unfähig."[266]

Dieser Vergleich stammt vermutlich vom Vater, der die größere Begabung und höhere Intelligenz des älteren Bruders dem Jüngeren vorhält. Sartres Ausführungen treffen an diesem Punkt den Kern der Problematik, wenn er sagt: "durch den <u>Vergleich</u> hat Achille-Cléophas [= der Vater!]

---

[263] Vgl. Sartre, der Idiot der Familie, S.367.
[264] Vgl. Sartre, der Idiot der Familie, S. 373.
[265] Sartre, der Idiot der Familie, S. 371.
[266] zit. n. Sartre, der Idiot der Familie, S. 377.

das Versagen, eine subjektive Entbehrung, in eine objektive Beziehung des Jüngeren zum Älteren verwandelt: die Minderwertigkeit; diese äußert sich auf der Ebene der Affektivität in Form einer gerechtfertigten Liebesverweigerung."[267] Kleine Kinder spüren, welchen Status sie in der Familie haben. Gustave musste damit rechnen, dass sein älterer Bruder der "Thronfolger" sein würde, dass dieser der Auserwählte des Vaters war und dass dieser seine ganze Hoffnung in den begabten Älteren setzte. Dramatischer kann das subjektive Erleben für ein siebenjähriges Kind in einer solchen Spannungslage nicht sein: Es erlebt sich selbst als Versager, spürt den Liebesentzug des Vaters sowie die eisige Fürsorglichkeit der Mutter und muss fürchten, dass er im Vergleich zu seinem Bruder in die Rolle der Minderwertigkeit gedrängt wird: ein minderwertiger Flaubert muss um seine Zukunft bangen!

Diese Spannungssituation birgt jedoch auch ein Geheimnis, denn in dem kleinen Jungen scheint sich eine explosive Mischung vorzubereiten, die ihn später dazu treibt, sein inneres sprachloses Erleben in Worte zu kleiden und es dem aus seiner Sicht in der Sprache gefangenen entfremdeten Leben der Gesellschaft entgegenzustellen. Diese Gefühlsregung kann vielleicht aus den bisherigen Erkenntnissen in Flauberts früher Kindheit so beschrieben werden, dass dem kleinen "süßen" Jungen die Liebe des verehrten Vaters gilt, der allerdings zusehends auf die häufigen Geistesabwesenheiten seines Sohnes gereizt und mit abwertenden Worten reagiert. Das kleine Kind erlebt diese Ansätze von Liebesentzug vermutlich schärfer, als sie gemeint waren. Unbedachte Worte, wie "du siehst aus wie ein Idiot!" treffen ihn hart. Es hat dem nichts entgegenzusetzen. Das Kind leidet unter dem verschlechterten Verhältnis zum Vater und findet auch bei der Mutter, die ihrem Mann nicht zu widersprechen wagt, kaum noch Zuneigung.

Aus den Tiefen seines Seins wächst dem Kind, das in seiner frühesten Kindheit die Liebe des Vaters erfahren und auch die Atmosphäre des angesehenen Hauses der Flauberts als seinen Wert verinnerlicht hat, als Reaktion auf seine sprachlichen Unzulänglichkeiten eine schöpferische Kraft zu, die ihn in die Lage versetzt, den Vorwürfen, ein Versager und Minderwertiger zu sein, das wahre innere Erleben entgegenzustellen. Er möchte seine Gefühle Außenstehenden gegenüber ausdrücken. In der mündlichen Sprache ist das schweigsame Kind nicht sehr geübt und den redegewandten Eltern hoffnungslos unterlegen. Als Ausweg bleibt dem der Liebe der Eltern verlustig gegangenen Kind, den anderen ihre seiner Ansicht nach „hohlen" Wörter als Spiegel entgegenzuhalten. Dazu muss es

---

[267] Sartre, der Idiot der Familie, S. 379.

lesen und schreiben können. Das Motiv ist geboren: Ich werde euch zeigen, dass auch ich ein Flaubert bin, ein anderer als ihr erwartet habt und vielleicht der wahre Flaubert, und ich werde euch vor Augen halten, wer der Idiot ist - ihr selber seid es mit euren mir drohend klingenden Wörtern. Natürlich denkt und redet er nicht ausdrücklich so, aber er fühlt so. Das Kind lernt Lesen aus eigener Kraft.

5.3 Zusammenfassung und Interpretation

Die zwei Biografien haben als Gemeinsamkeit, dass beide Kinder in gutbürgerlichen Verhältnissen aufwachsen, der eine beim Schuleintritt Schwierigktn in der Rechtschreibung zeigt, der andere beim Lesen und dass beide später berühmte Schriftsteller werden. Handelt es sich um einen kuriosen "Betriebsunfall"? Stellt das Erlebnis des Versagens bei Flaubert den Auslöser dar für schriftstellerische Leistungen in der Jugend, die den Ausgangspunkt einer berühmten Schriftstellerkarriere bilden? Warum nicht bei Sartre? Ist das Versagen von Kindern mit LRS aus gutem Hause in ähnlicher Weise als Betriebsunfall zu werten, und welche Lösungen finden diese Kinder, um ihr kreatives Potential gegen die soziale Abwertung einzusetzen? Kann es kreativen Kindern gelingen, aus eigener Kraft das Lese-/ Rechtschreibdilemma zu überwinden?

Flaubert und Sartre blieb der Druck der Jahrgangsklasse erspart. Aufgrund ihres schriftstellerischen Talents und durch Privatunterricht sowie ein hohes Maß an Selbstbehauptung gelang es beiden Kindern, ihre jeweilige Schwierigkeit bald abzubauen. Sie mussten ihre Unfähigkeit nicht offen zeigen und nicht die Abwertung durch Lehrer sowie den Spott der Gleichaltrigen ertragen. Beide setzten ihre jeweilige Kindheitsrolle fort, der eine (Sartre) als gefeiertes Wunderkind, der andere (Flaubert) als introvertierter "Idiot" der Familie.

Von besonderem Interesse für ein biografisches Erklärungsmodell der LRS sind die subjektiven Erfahrungen der Kinder mit Wörtern. Sartre beschreibt anschaulich, welche z. T. skurilen Bilder und Phantasien er als kleines Kind mit Büchern und den Wortzeichen verband. Entscheidend für seine frühe Liebe zu Wörtern wurde wohl, dass er "ohne Überich" aufwuchs, wie er an einer Stelle formuliert, d. h. ohne einen (strengen) Vater, der ihm seine Rechte und Pflichten hätte anerziehen können, und dass er statt dessen von seinem Großvater und den beiden Frauen des Haushalts, seiner Mutter und seiner Großmutter, verhätschelt wurde. Auf den Spuren seines Großvaters, der sich gern in seiner Bibliothek aufhielt und sich selbst als "Schriftsteller" fühlte, weil er ein "Deutsches Lesebuch" herausgab, wuchs Sartre früh in die *Rolle* des Wunderkindes hinein, das angeblich von selbst in Büchern lesen konnte. Sein Verhältnis zu Wörtern ähnelte dem eines Schauspielers: Er genoss es, dass die Erwachsenen ihn allein in der Bibliothek lesend überraschten und dass sie sich an den "Wahrheiten" ergötzten, die aus seinem Kindermund kamen, wenn er Erwachsenenwörter aufschnappte und wiedergab oder eigene Wortschöpfungen zum Besten gab.

Die Wörter dienten ihm zur Selbstdarstellung. Er schmückte sich mit ihnen, erlebte die Doppelzüngigkeit der Erwachsenen und brachte es früh zu einer Meisterschaft im Umgang mit Wörtern. Die Bedeutungen vieler Wörter und die Logik der Sprache erkannte er erst viel später, so dass ihm das "Malheur" passierte, was von ihm auch als "Untat" bezeichnet wird, dass er beim Eintritt in die Schule krasse Fehler im Rechtschreiben zeigte, sodass eine Rückstufung erfolgt wäre, wenn er den Schulbesuch weiter angestrebt hätte. Diese Schmach blieb ihm erspart. Sartre hebt hervor, dass er durch das Erlebnis seinen Rechtschreibschwierigkeiten nicht geknickt war, im Gegenteil: Die glückliche Kindheit und die Bewunderung durch die Erwachsenen hatten sein Selbstbewusstsein offensichtlich so gestärkt, dass er die Panne mühelos überstand.

Anders Flaubert. Gestützt auf die Memoiren seiner Nichte und durch die intensive Analyse der Kindheit des Schriftstellers Flaubert durch Jean Paul Sartres Spätwerk "Der Idiot der Familie" können wir heute feststellen, dass das Kind Gustave, das von der Mutter auf die Schule vorbereitet wurde, mit sieben Jahren beim Lesenlernen so große Schwierigkeiten hatte, dass es bei seinem enttäuschten Vater in Ungnade fiel. Die Analyse ergab, dass Gustave schon als kleines Kind durch häufige Geistesabwesenheit und Naivität auffiel und den Memoiren seiner Nichte zufolge, die ihre Kenntnisse hauptsächlich von der Mutter Flauberts bezog, oft das Opfer von Hänseleien und Neckereien durch Familienmitglieder war. Der Vater war auf Vornehmheit, Ansehen und gesellschaftlichen Erfolg ausgerichtet. Bis zu seinem siebten Lebensjahr galt der kleine Gustave zwar als Wunderling, aber er war dennoch der Liebling der Familie und konnte die Substanz der angesehenen Familie Flaubert verinnerlichen.

Den biografischen Frühschriften Flauberts ist jedoch zu entnehmen, dass er vermutlich unbemerkt von seinen Eltern, wohl aufgrund schockhafter subjektiver Erlebnisse des Angeredet Werdens als Kind ein entfremdetes Verhältnis zur Sprache und zu Wörtern entwickelte. Er erwies sich als unfähig, die oft vielschichtige Intention der Sprechenden zu verstehen. So entwickelte sich in Gustave kein Verständnis für das System der Sprache als Mittel der Kommunikation und der Bildung des Selbstbewusstseins. Daraus lässt sich die Hypothese ableiten, dass dieser Mangel zu seinem

Versagen bei den ersten Leseversuchen führte, da ihm zunächst nicht klar war, was man von ihm verlangte. Dieses Unvermögen Gustaves wäre möglicherweise ohne weit reichende Folgen geblieben, wenn man ihm in Elternhaus weiterhin liebevoll unterstützt, sein Talent erkannt und geduldig mit seiner anfänglichen Schwierigkeit umgegangen wäre. Das Gegenteil trat jedoch ein. Der Vater fühlte sich gedemütigt durch den kleinen Faulpelz und nahm ihn sich persönlich vor. Er wurde gegenüber seinem immer noch mit den Buchstaben kämpfenden Sohn laut. Gustave stürzte innerlich ab. Er fiel ins Bodenlose, weil er sich offensichtlich mit keinem Familienmitglied mehr identifizieren konnte.

Diese Vorkommnisse können in ähnlicher Form auch in anderen Familien beobachtet werden. Sie führen nicht notwendig zu einer anhaltenden Lese- und Rechtschreibschwierigkeit. Auch bei Gustave hielt die Lernstörung nicht lange an. Mit acht Jahren konnte er lesen. Die wütende Reaktion des Vaters hatte den sensiblen Jungen jedoch offensichtlich verstört. Sie traf ihn in der tiefen Wunde, dass er aufgrund seiner häufigen Geistesabwesenheit schon früh in Verdacht geriet, als missratener Sohn kein tüchtiger Flaubert zu sein. Der Sturz aus der Gunst seines Vaters in die Rolle eines Versagers und eines Minderwertigen durch den Vergleich mit dem erfolgreichen älteren Bruder traf das Kind besonders, weil es in seiner Passivität keine geeigneten Strategien entwickelt hatte, um sein Selbstbewusstsein streitbar gegen solche Verurteilungen zu behaupten. Auf diese Weise vertiefte sich die Kluft, die Flaubert zu Wörtern und Sätzen empfand.

Es waren also nicht ausschließlich die familiären Umstände, die aus dem kleinen Gustave ein Kind machten, das zu Beginn des Unterrichts Schwierigkeitn im Lesen zeigte, sondern bei Flaubert gab es von Anfang an *subjektive* Voraussetzungen, die den Nährboden für seine anfängliche Unfähigkeit darstellten, das System der Schriftsprache zu verstehen. Noch deutlicher: Das Kind Gustave war *subjektiv* überfordert bzw. nicht bereit, den kognitiven Prozess des Lesenlernens nachzuvollziehen, weil es bereits in frühester Kindheit eine passive Konstitution ausgebildet hatte. Man kann nicht sagen, dass Flaubert mit sieben Jahren Lernstörungen im Sinne von Entwicklungshemmungen zeigte, denn der enorme Sprung zu dem ausdrucksstarken Briefeschreiber mit 9 Jahren und die Frühschriften mit 14, 15 und 16 Jahren weisen einen Phantasie-- und Empfindungsreichtum auf, der zu dieser Zeit bereits in ihm vorhanden gewesen sein muss, ohne allerdings zunächst den Weg über die Schriftsprache zu finden. Flaubert selbst war sich Zeit seines Lebens der Problematik seiner "Anomalie" bewusst. Sartre zitiert eine Briefstelle, in welcher Flaubert sich über eine tief sitzende Verletzung äußert: "Nur durch Arbeit gelingt es mir, meine angeborene Melancholie zum Schweigen zu bringen. Aber der alte Kern scheint immer wieder durch, der alte Kern, den niemand kennt, die tiefe, immer verborgene Wunde".[268] Flaubert selbst war sich der Herkunft seiner Schwermut nicht im Klaren, er bezeichnete sie als „angeboren".

Die Einbeziehung der Biografie Flauberts kann dafür sensibilisieren, Schriftsprachstörungen als Kommunikations- bzw. Entwicklungsstörungen zu verstehen und behutsam mit ihnen umzugehen, um nicht den Schatz an inneren Erfahrungen zu zerstören, der sich hinter dem Mangel an sprachlogischen Fähigkeiten im Erstunterricht oft versteckt. Die Stigmatisierung des anderen ist ja in Wirklichkeit der Normanspruch des Mächtigeren, der von sich behauptet: 'Ich bin angepasst und normal und *deshalb* bist du, der Nichtangepasste, es nicht'. Der Vergleich schafft ein Problem.

Sartre wächst vaterlos auf. In seiner Erziehung bleibt vieles unbestimmt. Er ist der *Frühreife*, der aber in Wahrheit unterentwickelt ist, denn er kennt nur seine eigenen Vorlieben, in Büchern zu stöbern und sich den Erwachsenen als Bücherwurm zu präsentieren. Er sonnt sich in der Gunst der Erwachsenen, indem er deren Erwartungen erfüllt, die in ihm die Erfüllung ihrer Wünsche und Sehnsüchte sehen: orakelnder Kindermund, Wunderkind. Es handelt sich um eine extreme Form der Anpassung an die Erwachsenenwelt, welche seine schauspielerischen Leistungen lobt. Die Bedeutungen von Wörtern werden nicht in Konfliktsituationen erlebt und verarbeitet, sondern gemäß seinen eigenen Vorstellungen gespeichert und entsprechend dem Gebrauch den Dingen und Personen zugeordnet. Das Kind Sartre ist ein Überflieger und versteht zunächst wenig vom *System* der Sprache, welches darin besteht, vom Individuellen und Besonderen zu abstrahieren und in einem ständigen Prozess der Lebenserfahrung neue Bedeutungszusammenhänge zu schaffen. Dieser Mangel an analytischer Durchdringung bei der Sprachaneignung zeigt sich bei seiner ersten öffentlichen Prüfung in Rechtschreibung, bei welcher er kläglich versagt.

Flaubert scheint der *Spätentwickler* zu sein, in Wahrheit ist seine Gefühls- und Phantasiewelt jedoch hoch entwickelt, was der familiären Umwelt weitgehend verborgen bleibt. Er leidet unter der Geringschätzung durch seine Eltern, die lieber einen "tüchtigen" Sohn hätten und ihn mit dem älteren Bruder vergleichen, der ein Vorbild an Lernbereitschaft und Erfolg ist. Wörter sind für Flaubert wie Dinge. Er durchlebt die Bedeutung der Wörter als ein geschlossenes System der Außenwelt, in welchem die Erwachsenen sich ausdrücken. Das hochsensible Kind registriert die Sätze

---

[268] zit. n. Sartre, der Idiot der Familie, S. 8.

der Eltern als fremd und zu jenen gehörig, weniger als Möglichkeit, sich selber darin auszudrücken. Es handelt sich gleichzeitig um einen Schutz. Das Talent des Kindes, zwischen der Gefühlswelt und den Wörtern zu unterscheiden, kann sich so ungestört entwickeln. Spätestens mit dem Schulbeginn wird von ihm jedoch verlangt, sich mit dem System der Sprache auseinanderzusetzen. Für den hochbegabten Schriftsteller Flaubert stellt dies kein großes Problem dar. Das Moment des Versagens zu Schulbeginn trifft das sensible Kind jedoch mit solcher Wucht, dass unauslöschliche Spuren in der Persönlichkeit auch dann noch nachwirken, als er längst flüssig lesen und schreiben kann.

5.4 Die sprachpassive Persönlichkeit

5.4.1 Subjektivität

Für Flaubert bedeutete sein Versagen im Erstunterricht des Lesenlernens ein Unglück, das ihn für sein Leben prägte und seinen Hass auf den bürgerlichen Hochmut, der sich im Gebrauch der Sprache für Zwecke der Erniedrigung zeigte, begründete. Wenn man die Ursache dieses Dilemmas untersucht, könnte man angesichts der bisherigen Aussagen zu einem "multivariaten" Modell neigen: Verinnerlichung der angesehenen Familie, der autoritäre Vater, die fehlende Zuneigung durch die Mutter, Überfürsorglichkeit der Erziehung, Mängel im Prozess der Sprachaneignung und die besondere Sensibilität des Kindes als subjektiver Faktor. Diese Bedingungen treffen zu, aber *die Ursache liegt einzig und allein bei Flaubert selbst*. Viele Kinder wachsen unter ganz ähnlichen Verhältnissen auf - autoritärer Erziehungsstil des Vaters, Überbehütung oder Neutralität der Mutter, leseunfreundliche Familienatmosphäre, Schüchternheit des Kindes - und werden doch ganz passable Leser und Rechtschreiber. Viele Kinder machen im Erstunterricht legasthenietypische Fehler im Lesen und Schreiben – überwinden diese Anfangsprobleme aber während des ersten Schuljahres oder später ohne nachhaltige Versagensängste. Auch Flaubert überwindet seine Leseschwierigkeit sehr bald, innerhalb der ersten vier Monate - behält aber zeitlebens das Trauma seiner "Missgeburt", das auf sein anfängliches sprachliches Unvermögen gründet. Aufgrund dieser zahlreichen individuellen Unterschiede lassen sich keine Verallgemeinerungen über die *äußeren* Ursachen der Entstehung von LRS treffen. Wie das Beispiel Sartres zeigt, kann Rechtschreibschwierigkeit auch unter völlig anderen familiären Bedingungen entstehen: Vaterlose, d. h. autoritätsschwache Familie, Kind im Mittelpunkt, verhätschelt und geliebt, lesefreundliche Familienbedingung: Großvater ein Schriftsteller, extreme schauspielerische Anpassung des Kindes an die Erwartungen der Erwachsenen.

Durch die Aufzählung solcher objektiver Faktoren kann ein Profil der familiären Bedingungen gezeichnet werden, das eine Hilfe bei der Analyse der subjektiven Besonderheiten eines Individuums darstellt. Dass für Flaubert die wütende Reaktion seines Vaters bei der Entdeckung seines Leseversagens aber eine so Lebens entscheidende Rolle spielte und dass Sartre seine katastrophalen Rechtschreibleistungen einfach so wegsteckt, ohne darunter sichtbar zu leiden, kann nur mit unterschiedlichen Tiefenerfahrungen der beiden Personen erklärt werden. Flaubert machte offensichtlich bereits in frühester Kindheit, einer Zeit, in die keine nachträgliche Analyse eindringen kann, Kernerfahrungen als ungeliebtes, ungewünschtes oder unerwartet überlebendes Kind. Solche Erfahrungen sind "atmosphärischer" Natur, d. h. das Kind, bereits der Säugling, spüren eine Behandlung durch die Mutter, die nicht durch Liebe getragen ist. Diese "tiefe Wunde", die bei Flaubert später zu einer Neurose führt, zu ergründen, stellt für Sartre einen so hohen Anreiz dar, dass er auf 2800 Seiten, einem Monumentalwerk, allen subjektiven und objektiven Faktoren nachspürt, die diese Wunde verursacht haben könnten, zugleich aber auch die einzigartige schriftstellerische Begabung Flauberts hervorbrachten.

Als Quintessenz des Bisherigen kann gesagt werden: Im Kern der Persönlichkeit, in der früh entwickelten Erlebensmodalität, ist die Ursache begründet, die bei einem Kind, das die Erfahrung von Fehlern beim Lesen und Rechtschreiben macht und im Vergleich zu Gleichaltrigen in der Meinung der Lehrer und/oder Eltern auffällig ist, zu dem Gefühl des Versagens führt. Was das eine Kind leicht wegsteckt, wird für das andere Kind ein Unglück, *weil* sich in dieser Situation seine bisherigen negativen Erfahrungen zu beweisen scheinen. Es handelt sich um eine Art Selbsterfüllung einer Prophezeiung. LRS ist aus dieser Sicht im wesentlichen ein subjektiver Faktor, wobei "subjektiv" die Aktivität, das Lebensgefühl, die Wahrnehmung, die Interpretation und die Abstraktionsfähigkeit bzw. das "Prisma" eines Kindes meint, mit dem es sich in der Welt betrachtet und handelt.[269] Es ist müßig, darüber zu spekulieren, was davon genetisch angelegt, was von der Umwelt ausgelöst und was subjektiv zunächst als Re-

---

[269] "Jeder von uns hat ein Prisma, mit dem er die Welt wahrnimmt; glücklich, wer in ihm heitere Farben und lustige Dinge erkennt. Es gibt Männer, die in der Welt nur einen Titel, nur Frauen, nur eine Bank, nur einen Namen, nur ein Schicksal sehen; Torheiten!" - Flaubert: Memoiren eines Irren, in: Flaubert: November, Zürich: Diogenes, 1982 (Reihe detebe Nr. 21980), S. 52-139, hier S. 122.

flexionsmuster - vielleicht schon pränatal?! - entstanden ist: Die Persönlichkeit entwickelt sich in ihrer Komplexität einmalig.

5.4.2 Das sprachpassive Kind

Die Mutter Flauberts versucht, ihrem Sohn Gustave mit sieben Jahren Lesen beizubringen. Es funktioniert nicht. Das Kind weiß mit der Fibel nichts anzufangen. Sie sucht die Schuld bei dem Jungen, denn sein älterer Bruder hatte unter ihrer Anleitung bereits mit fünf Jahren Lesen gelernt. Auch seine jüngere Schwester lernte später mühelos. Es musste also an dem "verstockten" Sohn liegen. Und in der Tat hat die bisherige Analyse ja auch gezeigt, dass Gustave Flaubert sich bereits in seiner frühesten Kindheit zu einem passiven Kind entwickelte, das in seiner eigenen Welt lebte und ein gestörtes Verhältnis zur Außenwelt, insbesondere zur Kommunikation mit Wörtern hatte. Was ist aber das Besondere an diesem Verhalten? An der Intelligenz kann es nicht liegen, denn später zeigt sich das Kind als hochintelligent. Auch an dem Willen scheitert die Schriftsprachaneignung nicht, denn das Kind verhält sich nicht ablehnend. Das Kind versteht, was in seiner Umwelt passiert - fast zu gut, denn es registriert in seiner scheinbaren Geistesabwesenheit wie die Erwachsenen es mit Worten zu etwas zu bewegen wollen, was nicht seinen inneren Gefühlen entspricht.

Die Gründe für die mangelhafte Schriftsprachaneignung können nicht allein in den Umweltbedingungen der Familie gesucht werden, denn der ältere Bruder zeigte keinerlei Probleme beim Lesen- und Schreiben. Welche *subjektiven* Voraussetzungen führten zu der mangelhaften Integration Gustaves in die Sprache der Erwachsenen?

1. Wenn ein Kind erstmals vor eine Fibel gesetzt wird, steht es vor einem Rätsel, denn die Zeichen sind etwas anderes als die gesprochene Sprache. Sprechen ist eine Aktivität, bei welcher Erfahrungen mit dem eigenen Ausdruck gesammelt und verarbeitet werden. Während die meisten Kinder sich in der Rolle des Spracherwerbs gefallen und bei den Erwachsenen durch Wortneuschöpfungen oft auf amüsierte Anerkennung stoßen, gibt es auch stille Kinder, die sich an dem Prozess der Sprachkommunikation nur sehr verhalten beteiligen. Zu diesen *sprachpassiven* Kindern gehörte offensichtlich Gustave Flaubert.

2. Wer sich nicht aktiv an der sprachlichen Kommunikation beteiligt, "*wird gesprochen*"[270], d. h. er entwickelt in sich das Gefühl, dass die Außen-

---

[270] Vgl. Sartre, Idiot, Bd. 1, S. 366.

welt ihn bezeichnet, während er sich als "ganz anders" erlebt. Die Wörter der Anderen werden als *verdinglicht* erfahren.

> "*die Wörter kommen von den Erwachsenen her, dringen durch sein Ohr in ihn ein und bezeichnen ihn als einen bestimmten Gegenstand, der mit dem inerten Fluss des Erlebten kein gemeinsames Maß hat. (...) auch wenn das Wort behalten, entziffert, im Gedächtnis registriert wird, so bleibt es immer die Sprache des anderen, und der Sinn unterscheidet sich nicht vom Klang, das heißt von der Stimme dessen, der es hervorgebracht hat.*"[271]

3. Wenn die Sprache als Ausdruck der anderen empfunden und das Kind sich "von tönenden Blöcken behaust"[272] fühlt, spürt es kein Bedürfnis nach Sinnauslegung und Analyse. Da dies jedoch unumgängliche Voraussetzungen für die Aneignung der Schriftsprache sind, versteht das passive Kind zunächst nicht, was man von ihm will. Um die Schriftsprache zu erlernen, müsste es sich mit einem aktiven Wortschatz in der Kommunikation mit Anderen eine Identität als Sprechender verschaffen. Solange ein Kind Angst vor den Sprechenden hat, wird es sich der kommunikativen Selbstdarstellung entziehen und Sprache erleiden. Dem sprachpassiven Kind widerstrebt es, gesprochene Wörter in Laute zu zerlegen, d. h. in unpersönliche universale Elemente, denn durch die Vergegenständlichung der Sprache erlebte es sie als den emotional aufgeladenen tönenden Ausdruck der Mutter oder des Vaters in ihm.[273]

4. Wenn das Kind sein eigenes Sprechen als Misserfolg erleidet, ist es doppelt unfähig, auf Papier geschriebene Zeichen zu schaffen, aus Phonemen Grapheme zu erschaffen, sie hintereinander zu stellen und die ersten nicht aus den Augen zu verlieren. Lesen lernen bedeutet, sich aktiv in ein analytisches System einzuarbeiten. Passiven Kindern fehlt diese *Handlungsabsicht*. Sie müssen selbständig handeln lernen, wenn sie die Schriftsprache erlernen sollen. Ein "normales", an die Erwachsenenwelt angepasstes Kind, unterzieht sich bereitwillig einer weiteren Erfüllung von Anforderungen. Das sprachpassive Kind empfindet diese Erwartung dagegen als unerträgliche Zumutung: Von ihm wird verlangt, die "süße Trägheit des Erlebten auf(zu)geben und dafür ein kaltes Subjekt (zu) werden, das eines Unternehmens fähig ist."[274]

---

[271] Sartre, Idiot, Bd. 1, S. 366.
[272] Sartre, Idiot, Bd. 1, S. 366.
[273] Vgl. Sartre, Idiot, Bd. 1, S. 367.
[274] Sartre, Idiot, Bd. 1, S. 369

5.4.3. Der Sprachgebrauch der schizoiden Persönlichkeit

Gustave Flaubert entwickelte offenbar schon als kleines Kind eine Angst vor Nähe. Er zeigte sich hochempfindlich gegenüber allem, was seine Freiheit und Unabhängigkeit einzuschränken drohte. Seine Gefühle konnte er nicht gut zeigen und zugeben. Von der Sprache machte er nur den nötigsten Gebrauch. Den Familienmitgliedern erschien er daher als schwer ansprechbar und distanziert sowie wegen seiner Wortkargheit wohl auch gelegentlich als "idiotisch". Ein solches Kind mag niemand an sein Intimes heranlassen. Es braucht den Abstand zu den Familienmitgliedern und empfindet jeden Versuch, die Distanz zu überschreiten, als Bedrohung seines Eigenlebens.

Es gibt Kinder, die sich sehr früh als "zart besaitet", sensibel und empfindlich zeigen. Ihr Rückzug auf das Eigenleben beruht auf der Erfahrung, von der Mutter nicht wirklich geliebt zu werden, und kann als Selbstschutz vor einer als fremd empfundenen Umwelt verstanden werden. Es handelt sich in der Terminologie von Riemann um schizoide Persönlichkeiten, die aus der Distanz zur aufdringlich empfundenen Umwelt die Sicherheit und den Schutz schöpfen, nicht von anderen überfremdet zu werden.[275] Biographisch handelt es sich oft um Kinder, deren Geburt den Erwartungen und Wunschvorstellungen ihrer Eltern, vor allem der Mutter, nicht entsprechen bzw. diese enttäuschen, sei es, dass sie zu früh oder zu spät geboren wurden, nicht das erwünschte Geschlecht haben oder dass ihnen- wie im Falle Flauberts - nur wenig Überlebenschancen eingeräumt werden. Diese innere Ablehnung kann zu einer eisigen Fürsorglichkeit führen, wie Sartre bei Flauberts Mutter annimmt, bzw. Funktionalität und Routine in der Erziehung. Dem überaus wachen Säugling entgehen diese Nuancen zwischen Freundlichkeit und Liebe nicht. Er fühlt sich ungeliebt.

Schizoide Schädigungen können auftreten bei von Anfang an ungeliebten Kindern, bei solchen, die durch Klinikaufenthalt oder andere Gründen den Verlust der Mutter verinnerlicht haben, bei Kindern von gleichgültigen oder lieblosen Müttern und schließlich auch bei Goldene-Käfig-Kindern, deren Mütter keine Zeit für sie haben und dem Kind nicht die Liebe geben können, die es braucht.[276] Die pränatale Forschung hat in den vergangenen Jahren erstaunliche Reflexe bei den Embryos auf Verhaltensweisen der Mutter beobachten können, so dass die Schlussfolgerung nahe liegt, dass die gefühlsmäßige Einstellung zur Schwangerschaft bereits bei dem

---

[275] Vgl. Fritz Riemann: Grundformen der Angst, München und Basel: Ernst Reinhardt Verlag , 1961; 1996, S. 34.
[276] Vgl. Riemann, Grundformen, S. 36.

ungeborenen Kind Reflexe der Abneigung und der mangelhaften Geborgenheit erzeugen kann.

Schizoide Kinder zeichnen sich durch ihr Misstrauen gegenüber anderen und den Mangel an Bindung aus. Von Beginn an entwickelt ein solches Kind das Gefühl, sich gegen die Welt wehren zu müssen, um nicht enttäuscht zu werden. Der Rückzug auf sich selbst wird oft begleitet durch eine große intellektuelle Wachheit und eine "radarähnliche Sensibilität der Sinnesorgane und Denkvorgänge"[277] Das scheint das Diskrepanzphänomen legasthenischer Kinder zu erklären, die oft eine hohe Intelligenz, Kreativität und wache Gefühle zeigen, sich aber in der Sprache schwerfällig ausdrücken.

Die Abneigung gegen alles Fremde und das Selbst Bedrohende kann sich auch auf die Sprache beziehen. Wenn sich ein hochsensibles Kind einigelt, weil es sich ungeliebt fühlt, wird es die Worte der Erwachsenen als Verletzung seiner Intimsphäre empfinden und sich vor der Überfremdung zurückziehen. Dadurch begibt es sich der Möglichkeit, sich selbst aktiv mit der Sprache auszudrücken. Bei Schulbeginn vor die Aufgabe gestellt, die Schriftsprache zu erlernen, kann die (unbewusste) Ablehnung der Sprache aus den Selbstbewahrungstendenzen eines Kindes zu dem anfänglichen völligen Unverständnis gegenüber der gestellten Aufgabe führen. Es hat nicht gelernt, sich dem entscheidenden System der Kommunikation, der Sprache, zu bedienen. Reagieren die verantwortlichen Erwachsenen auf dieses Unvermögen mit Druck, kann sich eine Versagensangst aufbauen, die sich - wie im Extremfall bei Gustave Flaubert - zu dem lebenslangem Trauma entwickeln kann, eine "Missgeburt" zu sein.

Zusammenfassend kann man feststellen, dass wohl vor allem ungeliebte Kinder dazu neigen, sich eine eigene Welt zu bewahren, in der sie Befriedigung und Schutz vor der Außenwelt finden, die sie als fremd, kalt und herausfordernd erleben. Solche Kinder erleiden die an sie gerichteten Worte als etwas Fremdes, fühlen sich durch Sätze der Erwachsenen bedroht und reagieren auf den Klang der Sprache, ohne sich motiviert zu fühlen, sich dieses Mediums zur Selbstdarstellung zu bedienen. Natürlich lernen auch Kinder, die eine gleichgültige, abweisende oder überbehütende Mutter haben, zu sprechen. Aber es ist nicht ihre Welt. Die entscheidende Chance der Sprache, sich durch den Selbstausdruck eine *Identität* zu verschaffen, versäumen Kinder, die zu sehr auf ihre Phantasiewelt bezogen sind. Dadurch bleiben sie fremdbestimmt, was sich besonders in den an sie gerichteten Sätzen und Wörtern der Erwachsenen ausdrückt.

---

[277] Vgl. Riemann, Grundformen, S. 47.

Die Reaktion der Umwelt auf das wortkarge Kind kann darin bestehen, das schweigsame Kind weniger in die sprachliche Kommunikation einzubinden. Auf Seiten des Kindes verstärkt sich dadurch die Tendenz, sich in der eigenen Gefühlswelt zu spiegeln und auszudrücken und immer weniger den Weg der sprachlichen Auseinandersetzung mit der sozialen Umwelt zu suchen: das sprachpassive Kind verkapselt sich in seiner Phantasiewelt und verliert den Faden zur Realität, weil es den Konflikt meidet.

Nichts von dem, was hier in Erwägung gezogen wurde, *muss* sein. Dargestellt wurden lediglich typische Bedingungen, unter denen ein Kind sich sprachpassiv entwickeln *kann*. Wenn eine bestimmte Konstitution des Kindes, die es als Neugeborenes mitbringt, seine *Bestätigung* in der sozialen Umwelt, d. h. zunächst in der Person der Mutter findet, kann das Kind eine Spirale von nach Innen gerichteten *subjektiven* Ausdrucksformen entwickeln, die seine Identität als passives Kind (äußerlich) zu bestätigen scheinen. Die nach innen gerichteten Wahrnehmung und die passive Handlungsorientierung werden zur grundlegenden Voraussetzung für die Form der Sprachaneignung. Ein Kennzeichen der Passivität ist die Langsamkeit. Sprachpassive Kinder brauchen mehr Zeit als andere, um sich mit dem System der Schriftsprache auseinanderzusetzen.

Eltern sind oft bereit, ihrem Kind seinen eigenen Kopf zu lassen - bis zum Schuleintritt: Dann kommen andere Töne. Entspricht das Kind den Leistungserwartungen? Kommt es in der Schule mit? Könnte eine bisher unbemerkt gebliebene Schwierigkeit hervortreten? Stimmen die Zukunftserwartungen in das Kind mit seinen Handlungskompetenzen überein? Welche Stelle nimmt es ein unter den Gleichaltrigen? Gerade sensible Kinder verfügen über wache Antennen für solche Spannungen und können Ängste und Aversionen entwickeln, wenn sie mit überhöhten Ansprüchen konfrontiert werden. Das Sprachverhalten nimmt in der Erwartungshaltung von Eltern und Lehrern eine dominante Rolle ein. Das sensible sprachpassive Kind spürt die soziale Abwertung seiner in den Augen der wichtigen Personen seiner Umwelt gezeigten Schwierigkeit und wertet sie als persönlichen Makel: An ein spezifisches *subjektives* Ausdrucksverhalten, das einen Reichtum an Phantasie, Kreativität und Feinfühligkeit, technischem Vermögen und vielleicht auch Mitgefühl hervorbrachte, wird nun der Bewertungsmaßstab der *gesellschaftlichen* Tüchtigkeit gelegt. Die mit der mangelhaften Sprachaneignung verbundene soziale Entwürdigung empfindet gerade das sensible passive Kind, das sich mit seiner subjektiven Erlebniswelt identifiziert, als persönlichen Mangel: die Versagensangst ist geboren.

6. Zusammenfassung und Perspektiven

Die pragmatische Phase in der Legasthenieforschung, die nach der Wende Ende der 70er Jahre einsetzte, verzichtete weitgehend auf die Ursachenforschung und verstand Legasthenie deskriptiv als Sammelbegriff für alle Defizite beim Lesen und Lesenlernen (Rechtschreiben und Rechtschreibenlernen) die deutlich von der Norm abweichen".[278] Heute ist klar, dass die Symptome empirisch nicht eindeutig auf die Gruppe der Kinder mit LRS eingegrenzt werden können. Ein Kurieren an Symptomen bei Kindern, die Schwierigkeitn im Lesen und Schreiben zeigen, kann zu einem konditionierten Zwangsverhalten führen, das zwar den erwünschten Effekt - Lesen und Schreiben verbessern - erzielen kann, für das Kind jedoch oft einen entwürdigenden Vorgang darstellt, der seiner Persönlichkeitsentwicklung zuwider läuft. Als Beispiel kann hierfür die früher übliche zwangsweise "Umpolung" von Linkshändern zu Rechtshändern gelten. Sie war ethisch nicht gerechtfertigt. Manche Förderprogramme zwingen Kinder mit LRS in ähnlicher Weise zum Umdenken, obwohl ihr kognitiver Entwicklungsstand dies noch nicht zulässt.

Schwache Signale für eine erneute Wende in der Legasthenieforschung gibt es seit 15 Jahren. Betz & Breuninger stehen für den ersten tief greifenden Versuch im deutschsprachigen Raum, Legasthenie als ein komplexes Phänomen der Persönlichkeit zu verstehen, das nicht durch lineare Kausalitätsmodelle abgebildet werden kann. Die Frankfurter Pädagogin Naegele stellt in ihrem Konzept einer integrativen Therapie die Eigenaktivität der LRS-Kinder, die sie ausschließlich in Einzeltherapie betreut, in den Mittelpunkt. Der Amerikaner Davis schließlich befreit die Kinder mit LRS aus der negativen Symptomatik und weist auf die Qualität der Wahrnehmung hin, die Legastheniker oft mitbringen und die als Talent gewürdigt werden sollte, bevor man ihnen ein Verhalten aufzwingt, das ihrer Persönlichkeit nicht entspricht. Natürlich sollen Kinder mit LRS ihr Lesen und Schreiben verbessern. Nur sind die Klassensituation, das Tempo der Jahrgangsklasse und die soziale Abwertung des sprachlichen Defizits oft nicht geeignet, Kindern mit überwiegend intuitiver Wahrnehmung, einem Übermaß an Phantasievorstellungen, einer entsprechenden Langsamkeit bei der Aufnahme analytischer Regeln oder mangelhafter sozialer Integration den Weg zu ebnen, ihre Schwierigkeitn in der schriftlichen Kommunikation zu überwinden.

---

[278] Weinert, zit. N. Manfred Beck & Heiner Jansen: Prävention von Lese- und Rechtschreibschwäche unter besonderer Berücksichtigung der "phonologischen Bewusstheit, in: Beck/Mannhaupt (Hrsg.), Prävention, S. 31-46, hier S. 33.

Die neue Wende in der Legasthenieforschung betont mehr als bisher den Subjektaspekt bei der Ingebrauchnahme der Schriftsprache. Subjektivität meint die Einheit, Komplexität und die Intuition der Persönlichkeit. Bemühungen, die Kompetenz einer Person auf einem Gebiet - dem Lesen und Schreiben - zu verbessern, sollten daher immer den strukturellen Aspekt mit berücksichtigen, dass Teilfähigkeiten mit der motivationalen Basis, dem Selbstwertgefühl, der Identität und der spezifischen Wahrnehmung einer Persönlichkeit verbunden sind. Der Versuch, Teilfähigkeiten zu trainieren führt nur scheinbar zum Erfolg (wenn überhaupt). In Wirklichkeit muss der kindlichen Persönlichkeit Raum, Zeit und modellhafte Förderung gegeben werden, sich auf die ungeliebte Art der sprachlichen Analyse einzustellen.

Es findet ein komplexer Prozess der Um- oder Neuorientierung des Denkens statt. Der häufig zu beobachtende Durchbruch bei Kindern mit LRS, die sich schon länger in einem Förderprozess befinden, ohne Anzeichen einer Besserung erkennen zu geben, kann als Beispiel dafür gewertet werden, dass sich das kindliche Individuum als Einheit auf die neue Situation umstellen muss und erst nach der Neuordnung seiner Selbstfindung und Selbstbewertung auch Erfolge auf schriftsprachlichem Gebiet zeigt.

Bei der LRS handelt es sich um Symptome, deren Ursachen nach wie vor weitgehend unbekannt sind. Es scheint sich um eine Entwicklungsstörung zu handeln, die sich unter anderem in Schwierigkeiten beim Schriftspracherwerb äußert. Valtin bezeichnet daher Kinder mit LRS als "langsam Lernende, denen es besonders schwer fällt, die Hürden des Schriftspracherwerbs zu überwinden".[279] Aus der Analyse der Biografien von Sartre und Flaubert wäre anzumerken, dass diese Langsamkeit durchaus nicht als Defizit der Persönlichkeit aufgefasst werden muss, sondern als Konsequenz einer inneren Vielfalt von gefühlsbestimmten Bildsequenzen (Flaubert) oder einer enormen sprachlichen Ausdrucksfähigkeit (Sartre) verstanden werden kann. Beide Fälle erlebt die soziale Umwelt als eine Abweichung vom Normalen - entweder, wie bei Flaubert, als Rückzug aus der Kommunikation mit entsprechender Abwertung des Verweigerers ("Idiot") oder wie bei Sartre als frühreif ("Genie"). Die Langsamkeit ist oft nichts anderes als der Ausdruck einer starken kindlichen Persönlichkeit, die sich nicht plötzlich beim Schuleintritt in Richtung Schriftspracherwerb verbiegen lässt.

---

[279] Renate Valtin: Von der klassischen Legasthenie zur LRS - notwendige Klarstellungen. In: Naegele/Valtin (Hrsg.): LRS in den Klassen 1-10, Band 2, S. 16-35, hier S. 35.

Die Beispiele Sartre und Flaubert zeigen auch, dass es sich bei LRS nicht um eine Krankheit oder ein Defizit handelt, denn beide konnten ihre Schwierigkeiten durch günstige schulische Voraussetzungen (Privatunterricht) in kürzester Zeit überwinden und in ihrer weiteren Entwicklung als glänzende Schriftsteller ihrer Zeit beweisen, dass es beim Erlernen der Schriftsprache nicht nur um die Erkenntnis des *Aufbaus* der Schrift geht, sondern auch um den Bedeutungsgehalt der Worte: Die Schriftsprache stellt ein Medium für die Mitteilung von Sachinformationen und Gefühlszuständen eines Individuums dar und hat daher für jeden Menschen auch einen jeweils spezifischen Gebrauchswert.[280]

Wie kann Personen mit LRS geholfen werden? Die medizinisch orientierten Therapie-Modelle scheiden nach Auffassung des Verfassers aus, weil sie zum einen von organischen Defiziten in Verbindung mit der LRS ausgehen, die nicht bewiesen sind und zum anderen den Prozess der Aneignung oder Verbesserung der Schriftsprache völlig außer acht lassen. Aus dem gleichen Grund kann auch von einer psychologischen Beratung kein großer Fortschritt erwartet werden, denn Psychologen sind keine Experten für die Schriftsprache.[281] Ohnehin gibt es für das LRS-Kind das Problem, dass es von Experten umworben wird, die oft nur an der Heilung von Symptomen interessiert sind. Wenn andererseits eine Verbesserung des Lesens und Schreibens in der Schule ausbleibt, wird das Kind als Versager in einer wichtigen Kulturtechnik immer weiter in psychische und soziale Abweichungen gedrängt. Eine therapeutische Beratung mit dem Kind und seinen wichtigen Personen sowie Hilfestellungen bei der Überwindung der LRS sind daher unumgänglich und so früh wie möglich einzuleiten.

Wenn die meisten Experten als Helfer ausfallen, wer hilft dann? Die Antwort lautet, dass nur das Kind selbst sich helfen kann – allerdings wird es diese Leistung in der Regel nicht gänzlich aus eigener Kraft aufbringen, sonst gäbe es keine LRS-Problematik. Der Therapie-Ansatz der Frankfurter Pädagogin Naegele ist in dieser Hinsicht sehr überzeugend, weil sie das Kind nicht als Objekt ausgefeilter Trainingsmethoden betrachtet, sondern alle pädagogischen Möglichkeiten ausschöpft, um das Selbstvertrauen des Kindes zu stärken. Die Handlungsanreize dieser Therapie entsprechen dem Kontext der natürlichen kindlichen Interessen.

---

[280] Vgl. Renate Valtin: Schwierigkeiten beim Schriftspracherwerb. Hinweise und Hilfen für die Förderdiagnostik. In: Naegele/Valtin (Hrsg.): LRS in den Klassen 1-10, Band 2, S. 48-69, hier S. 49
[281] Vgl. Naegele, FIT, S. 204.

Den klassischen medizinischen Modellen der Legasthenie-Therapie wird heute eine LRS-Therapie gegenübergestellt, die als "kognitiv-entwicklungs-psychologischer Ansatz" beschrieben wird.[282] Der entwicklungspsychologische Aspekt bezieht sich auf die lerntheoretische Erkenntnis, dass das Kind nicht ein passiver Empfänger von Informationen ist, sondern aktiv auf seinem jeweiligen kognitiven Entwicklungsstand Lernsituationen für sich rekonstruiert und seine eigenen Erklärungen und Lösungen findet. Die Bezeichnung "kognitiv" soll deutlich machen, dass das Kind die Schriftsprache als System verstehen lernt und Einsichten in die Struktur der Schriftsprache und den Zusammenhang von gesprochener und geschriebener Sprache entwickelt.[283] Wenn Experten das Kind je nach wissenschaftlicher Orientierung mit "Erklärungen" über die Ursachen seiner Schwierigkeit versorgen, kann diese vermeintliche Aufklärung zu einer Demotivierung und damit zu einer Behinderung der Lernprozesse führen.

Abschließend lässt sich feststellen, dass die Symptome der LRS vermutlich immer wieder Experten herausfordern werden, entsprechend dem Zeitgeist Behauptungen über die Ursache dieser Schwierigkeit aufzustellen, um ihre teils recht sonderlichen Methoden der Heilung zu rechtfertigen. Die Fortschritte der neurobiologischen Forschung haben viele Bereiche der Wissenschaft veranlasst, umzudenken und ihre Fragestellungen neu zu formulieren. In dieser Phase befindet sich auch die medizinisch orientierte Legastheniediskussion. Dabei sollte man sich aber auf der anderen Seite darüber im Klaren sein, dass besonders die Gehirnforschung nach wie vor am Anfang steht. Es gibt keine gesicherten Erkenntnisse darüber, wie das Gehirn arbeitet und welche Rolle Gene bei der Ausbildung spezifischer Hirnfunktionen bilden. Wir wissen nicht, was im Gehirn geschieht, wenn wir über ein bestimmtes Problem nachdenken oder wie das Gehirn die Vorgänge des Lesens und Schreibens steuert. Nach Auffassung mancher Forscher kann noch ein ganzes Jahrhundert vergehen, ehe wir über ein geschlossenes Bild der Arbeitsweise des Gehirns verfügen.[284]

Es ist erstaunlich und zugleich bedrückend, wie leichtfertig dennoch in den vergangenen Jahren neurobiologische Erklärungen von Anhängern der medizinisch orientierten Legasthenie aufgenommen und verbreitet wurden. Ein internationales Experten-Colloquium über Legasthenie,

---

[282] Vgl. Valtin, Schwierigkeiten, S. 48.

[283] Vgl. ebenda.

[284] Vgl. Sir John Maddox: Die Wissenschaft steht noch immer am Anfang, in: Süddeutsche Zeitung Nr. 299, vom 29.12.1999, S. V"/7.

Stand der Forschung 1997, unterstützt von der Deutschen Forschungs-gemeinschaft, dem Auswärtigen Amt in Bonn, dem Bundesverband Le-gasthenie und dem Land Mecklenburg-Vorpommern, kam zu dem Ergeb-nis: "Legasthenie ist eine neurobiologisch begründete Schwierigkeit beim Erlernen der Schriftsprache im Vergleich zum Erlernen anderer intellektu-eller Fähigkeiten der Betroffenen"[285]. Diese und ähnliche Behauptungen stützen sich auf Untersuchungen des Professors der Harvard Medical School in Boston, Galaburda, der Vermutungen über die genetisch be-dingte Mangeldurchblutung des Gehirns von Embryos und damit eine Störung von Sprachfunktionen bei bestimmten schwangeren Frauen vermutete.[286] Renate Valtin hat vor kurzem die aus diesen neurobiologi-schen Hypothesen abgeleiteten fragwürdigen "Erklärungen" mit großer Klarheit widerlegt.[287]

Der gegenwärtige Stand der Forschung und der Therapie-Erfahrungen lassen sich folgendermaßen zusammenfassen: Die individuell sehr ver-schiedene Ausprägung von Symptomen der LRS ergibt die Schlussfolge-rung, dass es sich oft um subjektive Prozesse handelt, die sehr komplex sind und keine einfachen Ursachenerklärungen erlauben. Es handelt sich allem Anschein nach vorwiegend um ein "Entwicklungsproblem". Kinder, die in der Schule anfänglich Schwierigkeiten bei der Ingebrauchnahme der Schriftsprache haben, sind oft noch so sehr ihrer Phantasiewelt ver-haftet, dass sie nur langsam verstehen, was die Schrift ist und wozu man sie gebrauchen kann. Wenn Lehrer, Eltern und Therapeuten dieser ent-wicklungsbedingten Langsamkeit ihrerseits Verständnis entgegenbringen und die Lernangebote dem Entwicklungsstand anpassen und die Selbst-behauptung des Kindes auf andren Gebieten des Handelns als seine Stär-ken fördern. So könnte ein Gegengewicht zu seinen Schwierigkeiten im Rechtscheiben und beim Lesen gebildet werden, wodurch ein großer Teil der LRS-Kinder an den für den Jahrgang normalen Schriftspracherwerb herangeführt werden würde.

---

[285] Internationales Expertencolloquium über Legasthenie: Stand der Forschung 1997.
http://www.brain. uni-freiburg.de/fischer/ dyslexia/greifw-d.html
[286] Vgl. Ratgeber Legasthenie, Kapitel 2: Ursachen legasthener Erscheinungsbilder,
in: http://www. duden.bifab.de
[287] Vgl. Valtin, Schwierigkeiten, S. 27.

Literaturverzeichnis

Angermeier, M.: Ist die Legasthenieforschung am Ende? In: Grundschule 1976, S. 116-117.

Atzesberger, M.: Prävention und Intervention bei Lese- Rechtschreibversagen und Lese-Rechtschreibschwäche: Lösungsversuche in Kindergarten, Schule und Volkshochschule, Bonn-Bad Godesberg: Dürr, 1981.

Balhorn, H. und H. Brügelmann: Rätsel des Schriftspracherwerbs. Neue Sichtweisen der Forschung, Bottighofen: Libelle, 1995.

Balhorn, H.: Rechtschreibwissen in Kinderköpfen, in: Grundschule 1/1995, S. 15-18 (Teil 1) und Grundschule 2/1995, S. 58-60 (Teil 2).

Beck, M. & H. Jansen: Prävention von Lese- und Rechtschreib-schwäche unter besonderer Berücksichtigung der „phonologischen Bewußtheit", in: Beck/Mannhaupt (Hrsg.), Prävention, S. 31-46.

Beck, M. und G. Mannhaupt (Hrsg.): Prävention und Intervention bei Schulschwierigkeiten: neue Ansätze für die Arbeit in der Schule, Tübingen: Deutsche Gesellschaft für Verhaltenstherapie, 1986,

Belschner, W.: Wie wird man ein „Legastheniker"? In: Grundschule 1976, S. 118-123.

Berg, K. H.: Neues zur Legastheniepädagogik, in: Die Sprachheilarbeit 18/4/1973.

Bettelheim, B.: Kinder brauchen Bücher, Stuttgart: Deutsche Verlagsanstalt, 1982.

Betz, D. und H. Breuninger: Teufelskreis Lernstörungen: theoretische Grundlegung und Standardprogramm, 2. überarb. Aufl. München (Materialien für die psychosoziale Praxis), Weinheim: Psychologie-Verlags-Union, 1987.

Bleidick, U.: Schulpsychologische Probleme bei Lese-, Schreib- und Rechenschwäche, in: Pädagogische Rundschau 14/1960, S. 429-443.

Brügelmann, H. & H. Balhorn (Hrsg.): Das Gehirn, sein Alfabet und andere Geschichten. Jahrbuch 4 der Deutschen Gesellschaft für Lesen und Schreiben, Konstanz: Faube, 1990.

Brügelmann, H.: Die Architektur des Gehirns und Methoden zu ihrer Vermessung, in: Brügelmann. Balhorn, Gehirn.

Brügelmann, H.: Lesen und Schreibenlernen als Denkentwicklung - Voraussetzungen eines erfolgreichen Schrifterwerbs, in: Zeitschrift für Pädagogik 30, S. 69-91.

Brügelmann, H.: Wider den Fibel-Gleichschritt, in: Grundschule 2/1994, S. 30-31.

Brunsting M., H.-J. Keller und J. Steppacher (Hrsg.): Teilleistungsschwächen. Prävention und Therapie, Luzern: Edition SZH/SPC, 1990.

Büttner, M.: Die Erfolge schulischer und privater Fördermaßnahmen bei leserechtschreibschwachen Schülern, in: L. Dummer/M. Atzesberger (Hrsg.): Legasthenie, Bericht über den Fachkongreß 1980, Bonn 1981.

Davis, R. D.: Legasthenie als Talentsignal: Lernchance durch kreatives Lesen, 6. Aufl., Kreuzlingen; München: Ariston, 1997.

Dehn, M., I. Schnelle und I. Wolf-Weber: Grundsätze für pädagogische Lernhilfen - nicht nur in Klasse 1, in: Naegele/Valtin (Hrsg.); LRS in den Klassen 1-10, S. 47-52.

Dummer, L. und H. Brügelmann: Vom „3lft" zum „Elefant" - was heißt hier Lernschwäche? In: Balhorn/Brügelmann (Hrsg.), Welten der Schrift.

Fischer, D.: Ich setzte meinen Fuß in die Luft - und sie trug. Leben und Lernen mit behinderten Kindern, Bd. 1, Würzburg: Ed. Bentheim, 1992.

Fischer, D.: Menschenbilder in der Arbeit mit (geistig) behinderten Menschen. Versuch einer kritischen Standortbestimmung, in: Geistige Behinderung 4/89, S. 267-284.

Flaubert, G. Brief an Ernest Chevalier vom 31.12.1830, in: Flaubert: Briefe. Hrsg. und übers. v. Helmut Scheffel, Zürich: Diogenes, (Diogenes Taschenbuch 20386) 1977.

Flaubert, G.: Memoiren eines Irren, in: G. Flaubert: November, Zürich: Diogenes, 1982 (Reihe detebe Nr. 21980), S. 52-139.

Flaubert, G.: Quidquid volueris, in: Flaubert - Jugendwerke. Erste Erzählungen, Zürich: Diogenes Taschenbuch 21979, 1980, S. 94-146.

Frauenfeld, H.: Ein Förderkonzept für die Grundschule. In: Naegele/Valtin (Hrsg.): LRS in den Klassen 1-10, Band 2, S. 106-109.

Goll, H.: Heilpädagogische Musiktherapie. Grundlegende Entwicklung eines ganzheitlich angelegten ökologisch-dialogischen Theorie-Entwurfs ausgehend von Jugendlichen und Erwachsenen mit schwerer geistiger Behinderung. Diss. im Fachbereich Erziehungswissen-schaften, Frankfurt am Main 1992.

Grissemann, H. Legasthenie heute: Zur Revision des Legastheniekonzepts unter dem Aspekt der Förderdiagnostik, in: Niemeyer (Hrsg.), Kommunikation, S. 25-52.

Grissemann, H.: Förderdiagnostik von Lernstörungen am Beispiel Legasthenie, Bern; Stuttgart; Toronto: Huber, 1990.

Grissemann, H.: Von der Legasthenie zum gestörten Schriftspracherwerb, Bern; Göttingen; Toronto; Seattle: Huber, 1996.

Gruen, A.: Das Ohr und das Leben. Erforschung der seelischen Klangwelt, Düsseldorf, Walter, 1995.

Gruen, A.: Der Klang des Lebens, Rowohlt Taschenuch, 1990, Der Klang des Universums, München: Winkler, 1998.

Gruen, A.: Der Verlust des Mitgefühls. Über die Politik der Gleichgültigkeit, München: Deutscher Taschenbuch Verlag, 2. Aufl. 1998.

Gruen, Arno: Das Ohr die Pforte zum Schulerfolg. Schach dem Schulversagen, Taschenbuch Dortmund: Modernes Lernen, 1998.

Helmke, A.: Selbstvertrauen und schulische Leistungen, Göttingen: Hogrefe, 1992.

Internationales Expertencolloquium über Legasthenie: Stand der Forschung 1997. http://www.brain. uni-freiburg.de/fischer/ dyslexia/greifw-d.html.

Just, G.: Lese- und Rechtschreibschwierigkeiten (LRS) in der Hauptschule, in: Niemeyer (Hrsg.); Kommunikation, S. 302-316.

Kochan, B.: Der Computer als Schreibwerkzeug für LRS-Kinder, in: Naegele/Valtin (Hrsg.); LRS in den Klassen 1-10, S. 106-112.

Kochan, B.: Kann Alex aus seinen Rechtschreibfehlern lernen? In: Balhorn/ Brügelmann (Hrsg.), Welten der Schrift, S. 136-147.

Kochan, B.: Von der Untersuchung des „Lernens durch Instruktion" zur Untersuchung des „Lernens durch Gebrauch", in: Brügelmann/Balhorn, Gehirn, S. 231-234.

Köcher, R.: Familie und Lesen. Archiv für Soziologie und Wirtschaftsfragen des Buchhandels LXIII. Frankfurt: Verlag der Buchhändler-Vereinigung GmbH, 1988.

Kossow, H. J.: Zur Therapie der Lese-Rechtschreibschwäche, Berlin 1972.

Kretschmann , R. und D. Elspaß: Lese- und Schreibförderung bei Kindern mit manifesten Versagensängsten, in: Sonderpädagogik 22/1/1992, S. 4-19.

Kultusministerium Baden-Württemberg (Hrsg.): Bei Lese- Rechtschreibschwäche neue Wege der Frühförderung, in: Schulintern 10, S. 6-7.

Kultusministerkonferenz (KMK) vom 20.4.1978 (Beschluß): Grundsätze zur Förderung von Schülern mit besonderen Schwierigkeiten beim Erlernen des Lesens und des Rechtschreibens, in: Naegele/Valtin (Hrsg.), LRS in den Klassen 1-10.

Linder, M.: Über Legasthenie (spezielle Leseschwäche), in: Zeitschrift für Kinderpsychiatrie 18/1951, S. 87-143.

Maddox, Sir J.: Die Wissenschaft steht noch immer am Anfang, in: Süddeutsche Zeitung Nr. 299, vom 29.12.1999.

Malmquist, E.: Factors Related to Reading Disabilities in the First Grade of the Elementary School, Dissertation. Uppsala, 1958.

Mansfield- Robinson, H.: Why pupils fail in reading. A study of causes and remedial treatment, Chicago, Ill, 1946.

May, P.: Kinder lernen Rechtschreiben: Gemeinsamkeiten und Unterschiede guter und schwacher Lerner, in: Brügelmann/Balhorn, Gehirn, S. 245-257.

May, P.: Lesenlernen als Problemlösen, in: Balhorn/Brügelmann, Welten der Schrift, S. 92-102.

Moog, W.: Zur Analyse individueller Lernwege - Diagnostische Dialoge mit Kindern, in: Psychologie, Erziehung, Unterricht 38,1991, S. 123-132.

Naegele, I. M. und R. Valtin: Legasthenie kommt nicht von Gott. Wie SchülerInnen mit LRS ihr Versagen erklären. In: Naegele/Valtin (Hrsg.): LRS in den Klassen 1-20. Band 2, S. 41-47

Naegele, I. M. und R. Valtin (Hrsg.): LRS in den Klassen 1-10. Handbuch der Lese- und Rechtschreibschwierigkeiten, 3. Aufl. Weinheim und Basel: Beltz, 1993.

Naegele, I. M.: FIT - Frankfurter Integrative Therapie. In: Naegele/Valtin (Hrsg.): LRS in den Klassen 1-10, Band 2, S. 204-214.

Naegele, I. M.: Förderung in der Sekundarstufe. Mit einem Beispiel aus einem Förderkurs. In: Naegele/Valtin (Hrsg.): LRS in den Klassen 1-10, Band 2, S. 110-121.

Naegele, I. und R. Valtin (Hrsg.): LRS in den Klassen 1-10. Handbuch der Lese-Rechtschreib-Schwierigkeiten Band 2: Schulische Förderung und außerschulische Therapien. Weinheim und Basel: Beltz, 2000.

Niemann, H.: Jens. In: Balhorn/Brügelmann (Hrsg.), Welten der Schrift, S. 179-183.

Niemeyer, W. (Hrsg.): Kommunikation und Lese- Rechtschreibschwäche: Sprachaneignung, Lesen, Schreiben, Rechtschreiben; Beiträge der internationalen Bremer Arbeitstagung des Wissenschaftlichen Instituts für Schulpraxis, Bremen; Bremen, 17.-20. September 1991; Bochum: Winkler, 1995.

O. V.: Am Ende der Legasthenie-Diskussion. In: Grundschule 6/1976, S. 348-350.

O. V.: Das Buch bleibt auch bei Multimedia Bestseller, in: Süddeutsche Zeitung Nr. 240 vom 17.10.1996, S. 24.

O. V.: Sparkurs erlaubt kein Erbarmen, in: Süddeutsche Zeitung Nr. 167 vom 22.7.96, S. 32.

Ochsner, H.: Legasthenie - Phantom oder Wirklichkeit? Zur Therapie und Prävention einer umstrittenen Lernstörung, in: Brunsting/Keller/ Steppacher (Hrsg.), Teilleistungsschwächen, S. 69-86.

Portmann, R.: Förderdiagnostik beim Lesen, Schreiben, Rechtschreiben, in: Naegele/Valtin (Hrsg.); LRS in den Klassen 1-10, S. 17-19.

Rabkin, G. und P. May: Oliver findet seinen Weg in die Welt der Schrift, in: Naegele/Valtin (Hrsg.); LRS in den Klassen 1-10, S. 58-65.

Ratgeber Legasthenie, Kapitel 2: Ursachen legasthener Erscheinungsbilder, in: http://www. duden.bifab.de

Richter, S. und H. Brügelmann (Hrsg.): Mädchen lernen anders lernen Jungen. Geschlechtsspezifische Unterschiede beim Schriftspracherwerb, CH-Bottighofen am Bodensee: Libelle, 1994.

Richter, S.: Die Rechtschreibentwicklung im Anfangsunterricht und Möglichkeiten der Vorhersage ihrer Störungen, Hamburg: Kovac, 1992.

Rico, G. L.: Garantiert Schreiben lernen. Reinbek: Rowohlt, 1994.

Riemann, F.: Grundformen der Angst, München und Basel: Ernst Reinhardt Verlag , 1961; 1996.

Roosen, H.: Wo ist der Weg aus dem Buchstabenwald? In: Grundschule 4/1995, S. 14-16.

Sartre, J. P.: Der Idiot der Familie, Reinbek bei Hamburg; Rowohlt, 1977, Bd. 1-5.

Sartre, J. P.: Die Wörter, Reinbek bei Hamburg: Rowohlt, 1968.

Scheerer-Neumann, G.: Leseanalyse und Leseförderung: ein Tandem, in: Grundschule 4/1995, S. 9-12.

Scheerer-Neumann, G.: LRS und Legasthenie: Rückblick und Bestandsandsaufnahme, in: Naegele/Valtin (Hrsg.); LRS in den Klassen 1-10, S. 17-23.

Scheerer-Neumann, G.: Rechtschreibschwäche im Kontext der Entwicklung, in: Naegele/Valtin (Hrsg.); LRS in den Klassen 1-10, S. 17-23.

Scheerer-Neumannn, G.: Kognitionspsychologische Überlegungen zum Schreiben nach Diktat, in: IRA/D-Beiträge Nr. 5, 2/1982, S. 2-7.

Scheerer-Neumann, G.: Sa:Sä:tä:1 Sattel: Leseprotokolle unter der Lupe, in: Brügelmann/Balhorn, Gehirn, S. 258- 265.

Schippel, S.: Einzelförderung im Klassenverband, in Grundschule 4/1995, S. 20-21.

Schlee, J.: Zur Erfindung der Legasthenie, in: Bildung und Erziehung 1974, S. 289-299.

Schneider, W./ H. Brügelmann/B. Kochan: Lesen- und Schreibenlernen in neuer Sicht, in: Brügelmann/Balhorn, Das Gehirn, S. 220-235.

Scholz, H.: Lese-Rechtschreib-Schwäche als schulrechtliches Problem, in: Niemeyer (Hrsg.); Kommunikation, S. 357-361.

Skowronek, H. und H. Marx: Die Bielefelder Längsschnittstudie zur Früherkennung von Risiken der Lese-Rechtschreibschwäche: Theoretischer Hintergrund und erste Befunde, SFB 227, Universität Bielefeld, 1988.

Spitta, G.: Kinder entdecken die Schriftsprache. Lehrer bzw. Lehrerinnen beobachten Sprachlernprozesse, in: Valtin/Naegele, Schreiben.

Spitta, G.: Kinder schreiben eigene Texte: Klasse 1 und 2, Frankfurt am Main: Scriptor, 1988 (2.), S. 14.

Urban, H. und I. M. Naegele: „Das ist die vielleicht auch passiert" - Freies Schreiben mit lese-rechtschreibschwachen Kindern. In: Naegele/Valtin (Hrsg.): LRS in den Klassen 1-10, Band 2, S. 140-145.

Valtin , R. und I. M. Naegele: Lesen lernt man nur durch Lesen (sinnvoller Texte), in: Naegele/Valtin (Hrsg.); LRS in den Klassen 1-10, S. 140-143.

Valtin, R. und I. Naegele I. M. (Hrsg.): Schreiben ist wichtig, Frankfurt am Main: Arbeitskreis Grundschule, 1986.

Valtin, R., U. Jung & G. Scheerer-Neumann (Hrsg.): Legasthenie in Wissenschaft und Unterricht, Darmstadt 1981.

Valtin, R.: Abschied von der Legasthenie - was nun? In: Grundschule 1976, S. 124-127.

Valtin, R.: Legasthenie - Theorie und Untersuchungen. Weinheim: Beltz, 1979, 3. Aufl. 1974.

Valtin, R.: Legasthenie - Theorie und Untersuchungen. Weinheim: Beltz, 1979, 3. Aufl. 1974.

Valtin, R.: Legasthenie - Theorien und Untersuchungen, Weinheim: Beltz, 1974.

Valtin, R.: Legasthenie - Theorien und Untersuchungen, Weinheim; Berlin; Basel: Beltz, 1970 (Reihe Literatur- und Forschungsberichte zur Pädagogik, Bd. 2).

Valtin, R.: Schriftspracherwertb als Entwicklungsprozeß, in: Grundschule 12/1988, S. 12-16.

Valtin, R.: Vom Funktionsmodell zum Entwicklungsmodell des Lesens und Rechtschreibens: Fortschritt oder Rückschritt? In: Niemeyer (Hrsg.), Kommunikation, S. 179-188.

Valtin, R.: Von der klassischen Legasthenie zur LRS - notwendige Klarstellungen. In:
Naegele/Valtin (Hrsg.): LRS in den Klassen 1-10, Band 2, S. 16-35.

Valtin, R.: Schwierigkeiten beim Schriftspracherwerb. Hinweise und Hilfen für die Förderdiagnostik. In: Naegele/Valtin (Hrsg.): LRS in den Klassen 1-10, Band 2, S.
48-69,

Valtin, R.: Zur „Machbarkeit" der Ergebnisse der Legasthenieforschung. In: R. Val-
tin/U. Jung/G. Scheerer-Neumann: Legasthenie in Wissenschaft und Unterricht. Darmstadt: Wissenschaftliche Buchgesellschaft, 1981.

Valtin, R.: Zur „Machbarkeit" der Ergebnisse der Legasthenieforschung. In: R. Val-
tin/U. Jung/G. Scheerer-Neumann: Legasthenie in Wissenschaft und Unterricht. Darmstadt: Wissenschaftliche Buchgesellschaft, 1981.

Valtin, R.: Zur „Machbarkeit" der Ergebnisse der Legasthenieforschung, in: Val-
tin/Jung/Scheerer-Neumann (Hrsg.): Legasthenie in Wissenschaft und Unterricht, Darmstadt 1981.

Valtin, R: Zusammenfassung empirischer Befunde zu Behandlungsmöglichkeiten bei
LRS, in: Naegele/Valtin, LRS in den Klassen 1-10.

Weinert, zit. n. M. Beck & H. Jansen: Prävention von Lese- und Rechtschreibschwäche
unter besonderer Berücksichtigung der „phonologischen Bewußtheit, in:
Beck/Mannhaupt (Hrsg.), Prävention, S. 31-46.

Wendeler: Prognose der Lese-Rechtschreibschwäche, in: Psychologie in Erziehung
und Unterricht, 33, 1986, S. 10-16.

Yalom, I. D.: Die rote Couch. München: Goldmann, 1998.

Zimmermann, A.: Zur Prävention von Leselernschwierigkeiten: Erste empirische Befunde zur Differenzierungsprobe von Breuer und Weuffen, in:
Beck/Mannhaupt, Prävention, S. 17-30.

Über den Autor

Lothar Albert, 1931 in Plauen geboren, studierte Grundschul- und Sonderpädagogik und war an Schulen in Württemberg tätig.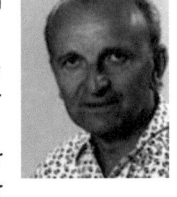
1970/75 nebenberuflich Studium der Erziehungswissenschaft, Psychologie und Psychiatrie an der Universität Tübingen. Abschluss: Diplom.
1972/89 nebenberuflicher Gutachter an der Zentralstelle für den Fernunterricht der Länder. 1975/79 Mentorentätigkeit für Legasthenie.
1979-1994 Studium der Behindertenpädagogik, Sozialpädagogik, Soziologie an der Universität Bremen. Abschluss: Diplom und Promotion (Dr. phil.).
1991/2005 nebenberuflicher Gutachter für das Fach Deutsch beim Kultusministerium Stuttgart.
Nach dem Eintritt in den Ruhestand 1997 Promotionsstudium und Philosophiestudium an der Universität Tübingen. Abschluss: II. Promotion (Dr. rer. Soc.).
2006 Abschluss der Habilitation an der Fakultät für Sozial- und Verhaltenswissenschaften der Universität Tübingen mit der venia legendi im Fach Schulpädagogik. Lehraufträge in Konfliktbewältigung, Lern- und Verhaltensstörungen, Legasthenie.